# Smartfood

## Bewusst essen - mehr leisten

Maria Pareth

# So nutzen Sie dieses Buch

Die folgenden Elemente erleichtern Ihnen die Orientierung im Buch:

## Beispiele

*In diesem Buch finden Sie zahlreiche Beispiele, die die geschilderten Sachverhalte veranschaulichen.*

## Definitionen

*Hier werden Begriffe kurz und prägnant erläutert.*

> Die Merkkästen enthalten Empfehlungen und hilfreiche Tipps.

---

**Auf den Punkt gebracht**

Am Ende jedes Kapitels finden Sie eine kurze Zusammenfassung des behandelten Themas.

# Inhalt

## Snacks – Brainfood, Stressfood, Powerfood

# Die Basis für bewusste(re)s Essen

Essen und Trinken hält Leib und Seele zusammen – was in Zeiten der Not lebenswichtig war, dient heutzutage oft nur noch als Deckmäntelchen für Ernährungssünden. Während der Tagesablauf früher von harter körperlicher Arbeit und die Ernährung von Mangel geprägt war, freuen wir uns heute über eine bunte Lebensmittelpalette und unser Arbeitsalltag spielt sich weitgehend am Schreibtisch ab. Zeitmangel und Termindruck lassen unsere Mahlzeiten dabei häufig zu „Fastfood" werden.

## Diäten für den Körper – Smart Essen für den Geist

Abhilfe gegen die Nebenwirkungen, die unsere modernen Ess- und Lebensgewohnheiten auf den Körper haben, schaffen unzählige Diätratgeber. Doch dabei bleibt weitgehend unbeachtet, dass auch unser Geist unter schlechter Ernährung leidet. Spätestens nach der Mittagspause lauert das berühmte Biotief, das mit eisernem Griff produktives Arbeiten verhindert und die meisten von uns lähmt.

Doch dieser Leistungsabfall lässt sich mit gezielter Ernährung umgehen, wenn man erkannt hat, wie man durch Essen und Trinken tatsächlich Leib UND Seele zusammenhalten kann. Dieser Ratgeber möchte dabei helfen, Fallen zu umgehen, und das richtige Rezept für mehr Energie im Alltag bieten. Gesundheit ist die erste und beste Voraussetzung, um sich wohlzufühlen – ein besseres Argument für gesunde Ernährung gibt es wohl kaum.

## Gefahr erkannt - Gefahr gebannt

Wer sich im Arbeitsalltag leistungsfähiger fühlen möchte, sollte zunächst die Ernährungssünden entlarven, die viele von uns durch das Leben begleiten. Häufig essen wir:

▸ zu viel,

▸ zu fett,

▸ zu salzig,

▸ zu süß,

▸ in zu großer Eile,

▸ zu wenig Vollkornprodukte,

▸ zu wenig Obst und Gemüse,

▸ das Falsche zur falschen Tageszeit.

▸ Dabei kauen wir zu wenig und

▸ trinken nicht genug oder nicht das Richtige.

Das ist natürlich eine grob vereinfachte Aufzählung und die meisten Menschen machen erfreulicherweise nicht gleich alle Fehler auf einmal. Aber wo auch immer persönliche Schwachstellen liegen, sie lassen sich ausmerzen, indem Nahrung wieder bewusster als Treibstoff wahrgenommen wird, ohne den keine Leistung erbracht werden kann.

Hierbei ist es ganz besonders wichtig, dass wir uns entsprechend unseres Tagesablaufs ernähren, denn nicht jedes Lebensmittel ist zu jeder Zeit auch genau das Richtige für die „Maschine Mensch". Wer sich bewusst mit leistungsfördernder Ernährung beschäftigt, sollte zunächst zwei

Organe genauer betrachten, die auf den ersten Blick nicht direkt zusammenzuhängen scheinen: Gehirn und Darm.

## Das Gehirn: Schaltzentrale mit Energiebedarf

Rund ¼ der im Ruhezustand verbrauchten Kalorien benötigt allein das Gehirn zur Steuerung unserer Körperfunktionen. Doch anders als bei einem Computer mit Akku oder Stromanschluss verfügt es nicht über einen eigenen Energiespeicher und muss deshalb konstant versorgt werden. Wer eine Mahlzeit ausfallen lässt, wird deshalb schnell bemerken, wie Konzentration und Leistung nachlassen. Ein wacher Geist braucht eben ein gut gefülltes Depot, aus dem er Kraft ziehen kann.

Dazu benötigt das Gehirn Nahrung, von der es allerdings nur einen Teil auch wirklich verwerten kann. Um für eine möglichst gute Umsetzung der Nahrung in Leistung zu sorgen, ist es daher unter anderem wichtig, möglichst wenig Kraft für die Verdauung abzuziehen.

## Ein gut getarnter Energieräuber: die Verdauung

Einen Teil der aufgenommenen Energie verbraucht unser Körper sofort wieder, um die Nahrung zu verwerten und eine funktionierende Verdauung zu gewährleisten. Bei normaler Mischkost ergibt sich so ein durchschnittlicher Energieverlust von 10 bis 15 Prozent, der sich noch verschlechtert, wenn die Verdauung träge wird. Die Wurzel einer schlechten Verdauung liegt dabei neben den Ernährungsfehlern auch in der Entwicklung des Menschen.

Am Anfang war (fast) alles noch in Ordnung: Ein Neandertaler ging ca. 42 km am Tag zu Fuß. Vor 20.000 Jahren lag die täglich gelaufene Strecke immerhin noch bei rund 20 km. Kaum vorzustellen, dass sich der durchschnittliche Europäer heutzutage nur noch ca. 600 m (!) zu Fuß fortbewegt. Auf dem amerikanischen Kontinent wird diese Zahl sogar noch um ein Drittel unterboten (rund 400 m).

Kein Wunder, dass dabei auch unser Darm träge wird. Die Leistung, die er erbringen muss, um die Energie aus unserer Nahrung für den Stoffwechsel nutzbar zu machen, ist enorm. Sie fehlt uns an anderer Stelle, wenn wir ihm die Arbeit mit schlechten Essgewohnheiten und zu wenig Bewegung erschweren.

Die Rechnung ist einfach: Während unser Gehirn ca. 25 Prozent der Nährstoffe braucht, um reibungslos zu funktionieren, zieht der Darm bis zu 15 Prozent für seine Arbeit ab. Damit dem höheren Energiebedarf des Gehirns Rechnung getragen und der Darm nicht zum Ressourcenräuber wird, sollte man sich bewusst mit dem beschäftigen, was wir täglich zu uns nehmen und die Ernährung entsprechend umstellen.

## Viele Wege führen ans Ziel

Doch die Entscheidung, wie wir uns richtig ernähren, wird schwerer. In unserer schnelllebigen Zeit bescheren uns die Fortschritte der Ernährungswissenschaft immer wieder neue Modelle und Regeln, denen wir folgen sollen, wenn wir gesund essen und trinken wollen: So gilt es beispielsweise die Säuren-Basen-Balance zu halten, mit Insulin-

Trennkost die Verdauung zu verbessern oder den Glykämischen Index (auch GLYX-Formel genannt) mehr zu beachten. Und „schlank im Schlaf" wären viele gern. Steht der Körper im Mittelpunkt unseres Ernährungsmodells, sind alle diese Ansätze sicher gut. Wer jedoch seine Leistungsfähigkeit steigern will, sollte vor allem die folgenden fünf zentralen Punkte beherzigen:

▸ Die **Entscheidung**, sich bewusster zu ernähren, muss jeder für sich selbst treffen, um langfristigen Erfolg zu garantieren. Dauerhaft ist keine Ernährungsweise durchzuhalten, die wir als aufgezwungen empfinden, und sei sie noch so gesund.

▸ Jede **Tageszeit** stellt bestimmte Anforderungen an uns und unsere Nahrung – auf diese Bedürfnisse sollten wir wieder mehr eingehen.

▸ Die Ernährung muss einen höheren **Nährwert** bekommen, um uns langfristig mit Energie zu versorgen. Wer dem inneren Feuer hauptsächlich „leere" Kohlenhydrate in Form von Weißmehlprodukten und Zucker zuführt, sollte sich nicht wundern, wenn aus der anfänglichen Flamme keine Glut entsteht.

▸ Kopfarbeiter, die vorwiegend im Sitzen arbeiten, sollten versuchen, sich durch mehr **Bewegung** einen Ausgleich zu verschaffen (es muss ja nicht gleich ein Marathon sein).

▸ Eine langsame, aber dauerhafte Umstellung der Ernährungsgewohnheiten ist effizienter als ein radikaler kurzzeitiger Wechsel. **Kleine Schritte** führen auch ans Ziel.

## Die richtige Zeit für die richtige Nahrung

Alles zu seiner Zeit – manches, was für den Start in den Tag richtig und wichtig ist, vermeiden wir am Abend besser, um unseren Organismus nicht übermäßig zu belasten. Es reicht also nicht nur, das Richtige zu essen, entscheidend ist auch, was man wann isst und wie viel davon. All diese Faktoren beeinflussen nicht nur unser Wohlbefinden und das Körpergewicht, sondern auch die Leistungsfähigkeit.

Am Beispiel eines Tagesablaufs erfahren Sie in den folgenden Kapiteln, was zu welcher Zeit gut und richtig ist, und wo Sie generell etwas verbessern können. Neben Rezepten für bürotaugliche Gerichte sollen Tipps und Tricks die Ernährungsumstellung erleichtern. Denn anders als bei einer Diät zielt dieses Buch auf eine langfristige Änderung unserer Gewohnheiten ab.

### Auf den Punkt gebracht

Das, was wir essen und trinken, muss mehr Vitalstoffe haben, um uns langfristig mit Energie zu versorgen (mehr Glut statt Flamme!). Was in puncto Ernährung richtig ist, ändert sich außerdem mit der Tageszeit. Wer das beherzigt und sich entscheidet, seine Ernährung dauerhaft anzupassen, wird mehr Leistung zur Verfügung haben, weil dem Körper nicht so viel Kraft für die Verdauung entzogen wird.

# Frühstück – Das Fundament für einen erfolgreichen Tag

Morgens ohne Frühstück aus dem Haus zu eilen, auf dem Weg zur Arbeit im Vorbeigehen schnell ein Croissant zu verschlingen oder gar erst zur Mittagszeit den ersten Bissen zu sich zu nehmen – das sind die besten Voraussetzungen, um sich früher oder später ausgebrannt und antriebslos zu fühlen. Während niemand auf die Idee käme, mit leerem Treibstofftank auf die Autobahn zu fahren, ist es für viele ganz normal, in den Tag zu starten, ohne vorher ordentlich aufzutanken.

Doch in der Nacht braucht unser Körper seine Energiereserven auf, sodass die Depots dringend gefüllt werden müssen, bevor wir uns dem Tagesgeschäft widmen können. Mit dem Frühstück wird also das Fundament gelegt, auf dem der Rest des Tages aufbaut. Klar, dass jetzt eine solide Grundlage gefragt ist. Diese legt man am besten mit einer Kombination aus verschiedenen Baustoffen.

## Kohlenhydrate & Ballaststoffe: Bausteine für mehr Erfolg

Ein wichtiger Bestandteil sind komplexe Kohlenhydrate und Ballaststoffe, die man in Vollkornprodukten findet. Sie zählen zu den Nahrungsmitteln, die nicht nur satt machen, sondern auch einen hohen Nährwert haben. Die darin enthaltenen hochwertigen Kohlenhydrate sorgen für einen langsamen Abfall des Blutzuckerspiegels und geben so anhaltende Energie. Lange Zeit waren Kohlenhydrate die Buhmänner unserer Ernährung, sie galten als Dickmacher und viele Diäten basier(t)en darauf, möglichst wenig davon zu sich zu nehmen. Mittlerweile haben wir jedoch gelernt, zwischen leeren und hochwertigen Kohlenhydraten zu unterscheiden. Leere Kohlenhydrate bieten dem Körper wenig Nährstoffe, sie werden kurzfristig verbrannt und hinterlassen schnell das Gefühl, dringend etwas essen zu müssen. Mit dieser Empfindung will der Körper uns signalisieren, dass wir Nährstoffe statt Nahrung zu uns nehmen sollen. Leider findet man diese leeren Kohlenhydrate viel zu oft in leckeren Sachen, zum Beispiel in Weißmehlprodukten wie Baguette oder in süßen Gebäckstückchen.

Wer dagegen zu Vollwert-Nahrung greift, gibt dem Körper hochwertige Kohlenhydrate und Ballaststoffe – und damit Langzeit-Energie. Glücklicherweise finden sich diese wichtigen Bestandteile mittlerweile in einer bunten Palette leckerer Lebensmittel, denn die deutsche Handwerkskunst ist in puncto Backen Weltspitze. In unserem Brotsortiment ist Kreativität Trumpf und Vollkornprodukte sind in unzähligen Variationen zu haben. Doch auch unter den vermeintlich vollwertigen Backwaren gibt es leider „schwarze Schafe". Einige Sorten werden eingefärbt, um anhand der dunkleren Farbe die Verwendung von Vollkornmehl vorzutäuschen. Lassen Sie sich daher besser in der Bäckerei beraten oder greifen Sie auf Backwaren mit ganzen Körnern zurück. Wer industriell gefertigte Brotsorten aus dem Supermarkt kauft, findet in der Regel bei den Nährwertangaben auch die Prozentzahl des enthaltenen Vollkornanteils. Je höher dieser ist, um so größer ist auch der Nährwert des Produkts.

## Gesunder Knabberspaß: Kerne und Co.

Ein besonders wertvoller Bestandteil der meisten Vollkorn-brot- oder -brötchensorten sind Kerne aller Art. Ob Pinien-, Sonnenblumen- oder Kürbiskerne, Sesam, Mohn oder Lein-samen – sie alle versorgen uns auf knackige Art mit vielen wichtigen Nährstoffen. Unter den pflanzlichen Lebens-mitteln sind sie die Nummer Eins, was die Höhe des Ballast-stoffgehalts angeht. Außerdem sind sie reich an einfach und mehrfach ungesättigten Fettsäuren, die wir im Ver-gleich zu tierischen Fetten eher zu wenig zu uns nehmen. Zusätzlich vervollständigen Kalium, Magnesium, Zink, Kupfer, Kalzium und Eisen die Liste der positiven Inhalts-stoffe, die in den kleinen Kraftpaketen stecken. Durch diese reichhaltige Kombination wirken Knabberkerne nicht nur verdauungsfördernd, sondern tragen außerdem zur Normalisierung des Cholesterinspiegels bei und verringern das Risiko bestimmter Herz-Kreislauf-Erkrankungen.

## Volle Vollkornkraft voraus

Ob es zum Frühstück lieber Müsli oder Vollkornbrot sein soll, liegt dabei ganz am eigenen Geschmack. Die Um-stellung von Weißbrot & Co. auf Vollkorn mag am Anfang schwerfallen, lohnt sich aber langfristig für alle, die mehr leisten wollen. Wer sich mit dem Verzicht auf Weißmehl-produkte schwer tut, steigt am besten langsam um. In der Übergangsphase ist es in Ordnung, sich hin und wieder mit einem heiß geliebten süßen Gebäckstück zu belohnen – solange es nicht wieder zur Gewohnheit wird.

Beim Müsli muss es ja nicht unbedingt das selbstge-
schrotete makrobiotische sein. Auch auf vielen Mischungen
aus dem Supermarkt ist mittlerweile der Vollkornanteil gut
sichtbar angegeben. Achten Sie hier ebenfalls auf einen
möglichst hohen Prozentsatz. Wer dann auch noch ein
zuckerreduziertes Müsli wählt, hat eine weitere wichtige
Hürde auf dem Weg zu guter Ernährung genommen.

---

**Auf den Punkt gebracht**

Hochwertige Kohlenhydrate sind unabdingbar für den
sogenannten „Warmstart" in den Tag. Während der
Nacht hat der Körper die Energiereserven weitgehend
aufgebraucht, Nachschub ist dringend erforderlich, um
von Beginn an leistungsfähig und belastbar zu sein.

---

## Spurenelemente, Mineralien & Vitamine für mehr Vitalität

Dass Vitamine wichtige Elemente für unser Wohlbefinden
sind, ist bekannt. Leider kann unser Körper sie nicht selbst
produzieren, sodass wir auf die Zufuhr durch Nahrung
angewiesen sind. Besonders in Stresssituationen steigt
unser Vitaminverbrauch stark an. Auch Mineralien und
Spurenelemente benötigen wir dringend, um fit und stark
zu sein. Doch häufig nehmen wir zu wenig davon mit
unserer Nahrung auf.

Für das Gehirn besonders wichtig ist der Komplex der B-
Vitamine, insbesondere **Vitamin B1**, das bei Stress in
großen Mengen verbraucht wird. Entsteht hier ein Mangel,

führt das zu Konzentrationsschwäche, Müdigkeit, Reizbarkeit und einer Störung der Energieproduktion –Dinge, die mithilfe von Smartfood vermieden werden sollen. Leider ist Vitamin B1 ein flüchtiges Element, denn beim Kochen gehen 40 Prozent seiner Kraft verloren. Glücklicherweise findet es sich unter anderem in Vollkornprodukten: Haferflocken, Sonnenblumenkerne, Sesam und/oder Vollkorngetreide gehören daher dringend auf den Smartfood-Speiseplan.

Ebenso unabdingbar ist **Vitamin E**, dessen Fehlen sich durch ähnliche Symptome bemerkbar macht wie der Vitamin B1-Mangel. Es schützt das Cholesterin in unseren Gehirnzellen vor Oxidation. Zu finden ist es besonders in pflanzlichen Ölen wie zum Beispiel in Weizenkeim-, Sonnenblumen- oder Olivenöl, aber auch in Sojaprodukten, Walnüssen oder Sonnenblumenkernen.

**Magnesium** – von Sportlern als Muskelmineral geschätzt – ist wichtig für die Nerven und deshalb in Stresszeiten besonders gefragt. In so unterschiedlichen Lebensmitteln wie Nüssen (Cashews und Erdnüsse), Leber, Milchprodukten, Kohlrabi und Schokolade findet sich Magnesium in überdurchschnittlicher, wenn auch unterschiedlich hoher Konzentration.

Die Füllmenge unseres **Eisen**speichers steht in direktem Zusammenhang mit dem Hämoglobin-Wert des Blutes. Dieser wiederum gibt den Sauerstoffgehalt an, der wichtig für unsere Konzentrations- und Leistungsfähigkeit ist. Ein Eisenmangel zeigt sich deutlich in einem Energieverlust, dem man zum Beispiel mit Petersilie, Zartbitterschokolade und roter Bete entgegen wirken kann.

Unser täglicher Bedarf an **Kalium** liegt bei ca. 2-4 g, gedeckt wird er unter anderem durch den Verzehr von Bananen oder Trockenfrüchten. Auch dieses Mineral kann im Körper nicht gespeichert werden, ein Mangel zieht wiederum Schwäche, Durst und Müdigkeit nach sich.

## Das Baukasten-Prinzip in Anwendung

Nachdem sich die Komponenten für ein Warmstart-Frühstück kurz vorgestellt haben, folgt nun die Kombination. Hier gibt es unzählige Möglichkeiten in puncto Variation, von denen nachfolgend einige als Anregungen vorgestellt werden sollen. So kann ein „Guten-Morgen-Müsli" neben Vollkornflocken idealerweise Walnüsse, Mandeln, Sonnenblumen- und Kürbiskerne sowie Leinsamen, Rosinen oder Trockenfrüchte enthalten, um den Start in einen leistungsorientierten Tag zu fördern.

Durch den um bis zu 80 Prozent geringeren Wassergehalt bieten getrocknete Früchte mehr Mineral- und Ballaststoffe als frisches Obst. Als Lieferant von konzentrierten Kohlenhydraten zeichnen sie sich zudem durch einen höheren Energiegehalt aus. Sie sind also eine hervorragende Ergänzung zu frischen Früchten. Wer dazu noch Joghurt oder andere Milchprodukte kombiniert, hat nicht nur auf leckere Art B-Vitamine zu sich genommen, sondern sich zusätzlich mit Calcium versorgt. Dass wir diesen Mineralstoff zum Knochenaufbau benötigen, ist schon länger bekannt. Doch laut einer aktuellen Studie sorgt das in der Milch und den aus ihr hergestellten Produkten enthaltene Calcium außerdem dafür, dass nach einer Mahlzeit die Fettmenge im Blut reduziert wird.

Das bestmögliche Frühstücksbrötchen sollte auf jeden Fall ein Vollkornprodukt – gerne auch in Form von Brot – sein. Auf dieser Basis kann man sich zwischen süß und salzig nach eigenem Geschmack entscheiden. Eine gute Alternative zu Butter ist Frischkäse, der je nach Belag neutral oder mit Kräutern abgestimmt sein kann. Mit einem deutlich geringeren Fettgehalt sorgt er dafür, dem Darm die Verdauungsarbeit zu erleichtern.

### Schinken als leichte Alternative

Noch ein Tipp für Wurst-Genießer: Greifen Sie lieber zu Schinken (roh oder gekocht) als zu Salami, Leberwurst & Co. Mit nur 2 Prozent Fett ist Schinken leichter verdaulich, sodass mehr Energie zum Denken freigesetzt werden kann. Bei der Verwertung der bis zu 30 Prozent Fett, die in anderen Wurstsorten enthalten sein können, muss der Darm entsprechend mehr Energie für seine Arbeit abziehen.

# Der Flüssigkeitsfaktor

In der Nacht entzieht uns unser Körper durch Schwitzen bis zu einem halben Liter Flüssigkeit. Zudem verlieren wir auch noch Energie, die der Körper aufwenden muss, um den Schweiß zu produzieren. Nur mit dem Frühstückskaffee allein lässt sich dieser Verlust nicht ausgleichen. Es ist also wichtig, das körpereigene Reservoir nach und nach wieder aufzufüllen, um leistungsfähig zu sein und zu bleiben.

Besonders gut geeignet sind hierfür neben Mineralwasser besonders Früchte- oder Kräutertees aller Art (wenn möglich ungesüßt) oder zwischendurch gerne auch mal eine Saftschorle. Generell sollten stark gesüßte Softdrinks oder Fruchtsäfte aller Art gemieden werden. Mit ihrem hohen Zuckergehalt sorgen sie zwar für ein kurzfristiges Leistungshoch, um uns danach aber in ein umso tieferes Leistungsloch fallen zu lassen.

## Nervenstark dank Zitronengras-Tee

Zitronengras-Tee schmeckt sowohl heiß als auch kalt gut. Dafür einfach frisches oder getrocknetes Zitronengras klein schneiden, mit heißem Wasser überbrühen und ca. 8 Minuten ziehen lassen. Diesem exotischen Gewürz wird eine nervenstärkende Wirkung nachgesagt, die man sich im Alltag zunutze machen kann. Einen zusätzlichen positiven Effekt erzielt man durch Zugabe eines Teelöffels getrockneter Ginkgoblätter, die die Konzentrationsfähigkeit steigern. Sie beeinflussen zwar nicht den Geschmack, wohl aber die Wirkung des Getränks auf positive Weise.

Eine andere Alternative ist Ingwer-Tee oder Ingwer-Wasser, je nach Geschmack und Jahreszeit. Dafür werden geschälte Ingwerscheiben mit Wasser überbrüht oder übergossen. Die blutzuckersenkenden Eigenschaften des Ingwers halten die aus der Nahrung gewonnene Energie länger verfügbar, das nächste Leistungstief kann so hinausgezögert werden. Wer den Geschmack noch etwas auffrischen will, fügt dem Ingwer-Wasser eine Zitronen- oder Limonenscheibe (mit unbehandelter Schale) bei.

Ausreichend zu trinken ist übrigens eine Maxime, die nicht nur zum Frühstück, sondern den ganzen Tag über beherzigt werden sollte. Einer ausgedörrten Blume fehlt schließlich auch die Kraft, schöne Blüten zu produzieren – eine Tatsache, die in abgewandelter Form ebenso auf den menschlichen Flüssigkeitshaushalt zutrifft. Wer sich schon einmal durch ein anstrengendes Meeting gekämpft hat, ohne ausreichend zu trinken, wird es bemerkt haben: Nach und nach lässt die Konzentration nach, Müdigkeit schleicht sich ein und schlimmstenfalls drohen Kopfschmerzen. Dies sind die Vorboten, mit denen der Körper uns den Flüssigkeitsmangel signalisiert. Durch ausreichendes Trinken lässt sich dies verhindern.

## Ein Getränk mit Emotionspotenzial: Kaffee

Kaffee ist sicherlich eines der beliebtesten Frühstücksgetränke und für viele von uns unverzichtbar beim Start in den Tag. Nicht umsonst liegt der Kaffeekonsum in Deutschland durchschnittlich bei knapp 160 Litern pro Person jährlich. Das im Kaffee enthaltene Koffein sorgt für eine erhöhte Ausschüttung von Dopamin und Adrenalin, was wir wiederum mit Aufgewecktheit und verbesserter Konzentration gleichsetzen. Tatsächlich wirken die beiden Stoffe jedoch gegeneinander: Während Dopamin die Konzentrationsfähigkeit erhöht, verlangsamt Adrenalin diese zugunsten verbesserter Reflexhandlungen. Es ist also wie so häufig im Leben: den Vorteilen stehen leider Nachteile gegenüber. Da das Kaffeetrinken jedoch oft auch von einem emotionalen Hoch begleitet wird, ist Genuss in vernünftigen Grenzen durchaus in Ordnung.

Wer die Tasse Kaffee als unverzichtbaren Kick empfindet, der den körpereigenen Motor am Morgen zum Laufen bringt, oder als die rettende Pausen-Insel im Stress des Arbeitsalltags, der sollte die positiven Effekte dieses Getränks auch nutzen. Und wer den Rest des Tages nicht versäumt, ausreichend „vernünftige" Getränke zu sich zu nehmen, kann dies sogar ganz ohne schlechtes Gewissen tun.

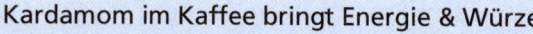

**Kardamom im Kaffee bringt Energie & Würze**

Mischen Sie doch einmal vor dem Aufbrühen etwas frisch gemahlenen Kardamom unter das Kaffeepulver – er regt den Gehirnstoffwechsel an und sorgt so für zusätzliche Energie.

## Dem Tag begegnen: Jeder auf seine Weise

Gerade beim Frühstück hat jeder von uns lieb gewonnene Eigenheiten und ausgeprägte, über die Jahre gefestigte Vorlieben. Bei der Wahl zwischen süß und salzig gibt es daher kein Richtig oder Falsch. Hier sollten Sie sich vom eigenen Geschmack leiten lassen und dabei nach und nach die passenden Smartfood-Bausteine in Ihren Speiseplan einbauen.

Ob süß oder salzig ist dabei nicht so entscheidend, vielmehr, dass Sie überhaupt etwas frühstücken und nicht mit leerem Magen in das Tagesgeschäft aufbrechen. Um das akute Biotief auszuhebeln, das einen direkt nach dem Aufstehen oft schon bei dem Blick aus dem Fenster befällt, lassen sich viele der folgenden Frühstücksideen am Vorabend vorbereiten oder sind in längstens einer Viertelstunde frisch auf dem Tisch. Wenn Sie sich jetzt fragen, wer am Morgen schon die Zeit hat, um zu kochen, sollten Sie es einfach mal ausprobieren. Ein Arbeitstag, der auf dem sicheren Fundament eines wertvollen Frühstücks aufbaut, steht sozusagen von Anfang an auf festen Füßen. Der Start in den Tag kann schließlich nie zu schwungvoll ausfallen. Und mit einem Plus an Energie fühlen Sie sich im Alltag leistungsfähiger.

| Checkliste für ein energiereiches Frühstück | |
| --- | --- |
| Wichtig für den gelungenen Tagesauftakt: | ✓ |
| ▸ Starten Sie nie ohne Frühstück. | |
| ▸ Achten Sie auf einen hohen Nährwert der Nahrung. | |
| ▸ Bevorzugen Sie Vollkornprodukte. | |
| ▸ Sparen Sie tierische Fette ein. | |
| ▸ Trinken Sie ausreichend und vor allem das Richtige. | |
| ▸ Mit ein wenig Vorbereitung am Vorabend sparen Sie Zeit. | |

Wenn Sie den Bestandteilen dieser Checkliste nach und nach mehr Raum auf dem eigenen Frühstückstisch einräumen, erhalten Sie so mehr Leistung für den Vormittag. Der Körper bekommt Energie zugeführt, die er nicht gleich wieder zum Verdauen aufbrauchen muss.

# Die besten Frühstücks-Rezepte

## Ingwer-Smoothie: Schwungvoll & ohne Ballast den Tag beginnen

### Zutaten für 2 Portionen:

▸ *1 Banane*

▸ *1 daumennagelgroßes Stück frischer Ingwer*

▸ *1 Birne*

▸ *300 ml Hafer- oder Soja-Milch (ersatzweise Mangosaft ohne Zuckerzusatz)*

▸ *Saft einer halben Zitrone*

▸ *1-2 TL Honig*

▸ *30 g Haferflocken*

▸ *¼ TL Zimtpulver*

Die Banane schälen und in Scheiben schneiden. Ingwer schälen und grob hacken. Birne schälen, vierteln und vom Kerngehäuse befreien. Das Fruchtfleisch zusammen mit den übrigen Zutaten pürieren.

Zubereitungszeit: 15 Minuten

## Power-Drink für Morgenmuffel: Ideal für alle, die morgens nicht gern viel essen

### *Zutaten für 1 Portion:*

▸ *½ Vanilleschote*
▸ *100 ml Orangensaft (ohne Zuckerzusatz, oder ein anderer Saft je nach Geschmack)*
▸ *150 g Naturjoghurt*
▸ *1-2 TL Honig*
▸ *1 TL gemahlene Mandeln oder Nüsse*
▸ *3 EL zarte Haferflocken*

Die Vanilleschote der Länge nach halbieren und das Mark auskratzen. Das Vanillemark zusammen mit den anderen Zutaten pürieren.

Zubereitungszeit: ca. 5 Minuten

Nehmen Sie die ausgekratzte Vanilleschote gut verpackt mit ins Büro und **riechen Sie daran**, sobald der Heißhunger auf Süßigkeiten Sie wieder mal überfällt. Unser Gehirn reagiert auf den Duft der Vanille auf die gleiche Weise, als hätten wir uns mit etwas Süßem belohnt – und das ganz ohne Kalorien. Auf diese Art lässt sich vielleicht die eine oder andere Naschattacke vermeiden. Wenn Sie sich dabei außerdem noch kurz in den tropischen Dschungel träumen können, aus dem die Vanille stammt, verschaffen Sie sich zudem eine kleine Auszeit im Bürotrubel.

## Melonen-Mandel-Mus: Gelungener Start dank Energieschub

### Zutaten für 2 Portionen:

- *1 Netzmelone (möglichst reif)*
- *½ Vanilleschote*
- *1 TL Mandelmus (Reformhaus)*
- *75 g gemahlene Mandeln*
- *1 TL Zitronensaft*
- *Zucker nach Geschmack*

Die Melone halbieren und entkernen. Das Fruchtfleisch so auslösen, dass die Melone ausgehöhlt ist, das Fruchtfleisch mundgerecht würfeln. Die Vanilleschote der Länge nach halbieren und das Mark auskratzen. Das Vanillemark zusammen mit der Hälfte des Melonenfruchtfleischs und dem Mandelmus pürieren. Das restliche Melonenfruchtfleisch wird zusammen mit den gemahlenen Mandeln und dem Fruchtpüree gemischt und anschließend mit Zitronensaft und Zucker abgeschmeckt und serviert (zum Beispiel in den ausgehöhlten Melonenhälften).

Zubereitungszeit: ca. 15 Minuten

**Resteverwertung** auf clevere Art: Sollte vom Frühstück etwas übrig bleiben, eignet sich dieses Gericht auch als Vormittagssnack. Gut verpackt, liefert es Power pur mit viel Geschmack. Ist die Menge zu gering, mischen Sie sie einfach noch Naturjoghurt.

## Tropisches Power-Porridge: Liefert Sonnenschein-Stimmung für den Tagesstart

### Zutaten für 2 Portionen:

▸ ½ reife Mango (ca. 200 g)
▸ 100 ml Bananensaft (ohne Zuckerzusatz)
▸ 1 TL Honig
▸ 30 g zarte und 30 g kernige Haferflocken
▸ ½ Banane
▸ ½ Limette
▸ 100 g Bananen-Joghurt

Die Mango schälen, vom Kern schneiden und das Fruchtfleisch zusammen mit dem Saft pürieren. Das Püree erhitzen, Honig und Haferflocken zufügen und bei milder Hitze etwa 10 Minuten garen.

Inzwischen die geschälte Banane der Länge nach halbieren und in dünne Scheiben schneiden. Die Schale der Limette dünn abraspeln, den Saft auspressen und über die Bananenscheiben träufeln.

Das Porridge mit Joghurt, Limettenschale und Banane mischen und servieren.

Zubereitungszeit: 15 Minuten

### Variation:

Der Saft lässt sich auch durch die gleiche Menge ungesüßten Früchte-Tee oder Rotbusch-Tee ersetzen.

## Brot-Müsli mit Nüssen und Obst: Ordentlich was zu beißen!

### Zutaten für 2 Portionen:

▸ *4 Scheiben Vollkornbrot (alternativ: 6 Knäckebrote)*

▸ *4 EL gemischte Nusskerne (zum Beispiel Walnüsse, Cashews, Paranüsse, Mandeln, Kokos-Chips etc.)*

▸ *150 g frisches Obst (je nach Geschmack)*

▸ *1-2 EL Ahornsirup oder Honig*

▸ *300 g Naturjoghurt*

Brot mundgerecht würfeln, Nüsse ebenfalls mundgerecht hacken. Beides zusammen in einer Pfanne ohne Fett anrösten und kurz abkühlen lassen. Inzwischen das Obst vorbereiten (je nach Art putzen, waschen, schälen, schneiden). In Müslischalen jeweils die Hälfte des Ahornsirups mit Joghurt mischen, das Obst gleichmäßig verteilen und mit der Brot-Nuss-Mischung unterrühren.

Zubereitungszeit: ca. 15 Minuten

### Variation:

*Fehlt frisches Obst, sorgen getrocknete Früchte wie Cranberrys, Apfelringe, Mangostücke, Rosinen oder getrocknete Aprikosen für Abwechslung „auf Vorrat".*

## Basilikum-Smoothie: Mit der Würzkraft der Könige in den Tag starten

*Zutaten für 2 Portionen:*

▸ *1 Salatgurke*
▸ *1 Bund Basilikum (ersatzweise Dill)*
▸ *500 g Naturjoghurt*
▸ *1 TL Zitronensaft*
▸ *30 g zarte Haferflocken*
▸ *Salz, Pfeffer, 1 Prise Zucker*

Die Gurke dünn schälen, der Länge nach halbieren, die Kerne entfernen und das Fruchtfleisch in Scheiben schneiden. Basilikum waschen, trockenschütteln und mit den Stielen grob hacken. Alle Zutaten pürieren, danach nochmals mit Salz, Pfeffer und Zucker abschmecken.

Zubereitungszeit: 10 Minuten

Auch **Kräuter-Stiele** haben wertvolle Inhaltsstoffe, die man nicht verschenken sollte. Bei allen Gerichten, in denen Kräuter mitpüriert werden, sollte man daher auch die Stiele verwenden.

## Petersilienquark mit Leinöl: Fit mit der richtigen Grundlage

### Zutaten für 2 Portionen:

▸ *1 Bund Petersilie*

▸ *100 g Speisequark*

▸ *3 TL Milch*

▸ *1 EL Leinöl*

▸ *1 TL Zitronensaft*

▸ *Salz, Pfeffer, Paprika edelsüß, Zucker,*

Petersilie waschen, trockenschütteln, von den groben Stielen befreien und die Blätter fein hacken. Quark mit Milch, Öl und Zitronensaft glatt rühren, Petersilie unterheben. (Wer es lieber süß mag, verwendet statt der Petersilie das zerdrückte Fruchtfleisch einer Banane.) Mit Salz, Pfeffer, Paprika und Zucker abschmecken.

Zubereitungszeit: ca. 10 Minuten

Eine wichtige Quelle für Konzentrationstreibstoff sind **Omega-Fettsäuren.** Die beste Kombination aus Omega-3-, Omega-6- und Omega-9-Fettsäuren liefert Leinöl, das allerdings nicht jedermanns Geschmack trifft und zudem sehr empfindlich in der Aufbewahrung ist. Petersilie ist ein wichtiger Eisenlieferant (25 g davon enthalten mehr Eisen als 200 g Schweinefleisch).

## Bananenbrot für den Vorrat: Bleibt lange frisch und saftig

*Zutaten für 1 Brot (ca. 10 - 12 Scheiben):*

- *4 EL frischer Espresso oder starker Kaffee (heiß)*
- *75 g Rohrzucker, ½ Vanilleschote*
- *3 reife Bananen*
- *2 Eier*
- *4 EL Ahornsirup*
- *3 EL Pflanzenöl (etwa Distel- oder Sonnenblumenöl)*
- *375 g Vollkornmehl*
- *2 TL Backpulver, 1 TL Natron*
- *1 Prise Salz, ½ TL geriebene Muskatnuss, Zimtpulver, gemahlener Ingwer (je nach Geschmack)*

Backofen auf 170°C vorheizen, eine Kastenform (22 cm) mit Backpapier auslegen oder einfetten. Den Kaffee mit Zucker mischen, unter Rühren den Zucker möglichst auflösen. Die Vanilleschote der Länge nach halbieren und das Mark auskratzen. Geschälte Bananen mit der Gabel zerdrücken oder pürieren. Eier, Vanillemark, Ahornsirup und Öl in einer Schüssel verquirlen. Bananen, und Kaffee-Zucker-Mischung unterheben. Mehl, Backpulver, Natron, Salz und Muskatnuss zugeben und alles zu einem glatten Teig verrühren. Nach Geschmack mit Zimt und/oder Ingwer würzen. Teig in die vorbereitete Form füllen und im vorgeheizten Ofen ca. 45 Minuten backen. Vor dem Servieren komplett auskühlen lassen.

Zubereitungszeit: ca. 25 Minuten + 45 Minuten Backzeit

## Sanddorn-Schoko-Frühstückskuchen: Frühstückskonfitüre inklusive!

*Zutaten für ca. 6 Stück:*

▸ *100 g Schokolade (mindestens 60 % Kakao)*
▸ *125 g Pflanzenmargarine oder Butter*
▸ *4 EL Milch*
▸ *80 g brauner Rohrzucker*
▸ *2 Eier*
▸ *250 g Dinkel-Vollkornmehl*
▸ *1 Päckchen Backpulver*
▸ *100 g Sanddorn-Konfitüre*
▸ *¼ TL Zimtpulver, 1 Prise Salz*

Backofen auf 175° vorheizen, eine Kastenform mit Backpapier auslegen oder einfetten. Schokolade grob raspeln. Schokolade zerbröckeln und zusammen mit Margarine und Milch bei mittlerer Hitze schmelzen, danach kurz abkühlen lassen. Inzwischen Zucker und Eier schaumig aufschlagen. Mehl, Backpulver und Konfitüre zugeben, mit Zimt und Salz würzen. Schokomasse zugeben, alles zu einem glatten Teig verrühren. Den Teig in die vorbereitete Form füllen und im vorgeheizten Ofen etwa 25 Minuten goldbraun backen. Vor dem Servieren in der Form auskühlen lassen.

Zubereitungszeit: 20 Minuten + 25 Minuten Backzeit

*Variation:*

*Wollen Sie den Kuchen zum Nachmittagskaffee anbieten, nehmen Sie 100 g mehr Zucker.*

# Das Mittagessen – Vom Biotief zum Powerlunch

Frühstücken wie ein König, fürstlich Mittagessen und abends wie ein Bettler speisen – dass der erste Teil dieses alten Sprichworts zutrifft, ist nach der bisherigen Lektüre klar. Beim Mittagessen ist es hingegen schon schwieriger, die richtige Balance zu finden. Einerseits benötigt der Körper zwar dringend Nachschub in puncto Energiezufuhr, andererseits sollen nicht alle Ressourcen zur Verdauung abgezogen werden. Hier das Gleichgewicht zu halten, ist schwierig. Noch dazu, wo sich die meisten Büroküchen nicht gerade durch eine großzügige Ausstattung auszeichnen. Ein Mittagessen nach den eigenen Bedürfnissen zuzubereiten, ist für viele Berufstätige daher nicht möglich.

Wer sich davon jedoch ins Bockshorn jagen lässt und in der Mittagspause lieber schnell im Vorbeigehen zu Pommes, Currywurst, Pizza oder Hamburger greift, darf sich nicht wundern, wenn der Mangel an Nährstoffen mit einem Biotief quittiert wird. Eine solche Leistungsschwäche ist ein Schutzmechanismus des Körpers, um zu verhindern, dass wir uns zu viel zumuten, wenn die ausreichende Energieversorgung nicht gewährleistet ist. Fehlen wichtige Biostoffe, reagiert der Körper mit einer sogenannten „stringent response": der Zellstoffwechsel wird automatisch gedrosselt, unsere Leistung fällt stark ab – als Folge davon fühlen wir uns mental und körperlich müde. Der Stoffwechsel passt sich also an die mangelnde Zufuhr von Nährstoffen an, um weiteren Schaden durch Überforderung zu vermeiden.

Natürlich ist der menschliche Biorhythmus auch unabhängig von der Ernährung Schwankungen unterworfen, die uns spürbar beeinflussen. Während am späten Vormittag bei den meisten Menschen mit maximaler Leistungsfähigkeit zu rechnen ist, sinkt die Kurve nach der Mittagspause stark ab – das ist der normale Verlauf unserer Leistungskurve. Dauer und Intensität dieses Biotiefs lassen sich allerdings mit schlauer Ernährung positiv beeinflussen.

## Zeit für eine Baukasten-Erweiterung

Wer die Smartfood-Frühstücks-Checkliste beherzigt, ist bereits auf dem richtigen Weg, denn die Voraussetzungen beim Mittagessen sind ähnlich wie beim Start in den Tag. Körper und Geist sollen weiterhin leistungsfähig bleiben und Energie muss nach wie vor ausreichend vorhanden sein. Doch zudem gilt es, die Klippe des Biotiefs zu umschiffen. Hierfür lässt sich der Baukasten der Smartfood-Zutaten noch um einige wichtige Komponenten aufstocken, die das Mittagessen sinnvoll und lecker ergänzen.

Zusätzlich zu den komplexen Kohlenhydraten, Ballaststoffen, B- und E-Vitaminen, Mineralien und Spurenelementen ist es nun an der Tageszeit, unseren Organismus mit ausreichend **ungesättigten Fettsäuren** zu versorgen. Sie sind – vereinfacht ausgedrückt – der Schmierstoff für unser Gehirn. Sie sorgen nicht nur für die nötige Geschmeidigkeit der Nervenzellen, sondern helfen auch beim Aufbau wichtiger Hormone und Botenstoffe. Enthalten sind sie hauptsächlich in Pflanzenölen und Fischen wie Lachs, Hering oder Makrele.

**Knabberspaß mit Nebeneffekt**

Nüsse sind wichtige Lieferanten ungesättigter Fettsäuren, denn diese machen bis zu 90 Prozent ihres
Fettgehalts aus.

Sehr wichtig für unseren Gehirnstoffwechsel ist zudem
**Zink**, das außer in Vollkornprodukten auch in Kalbfleisch,
Austern, Garnelen, Nüssen, Haferflocken und halbfetten
Käsesorten (zum Beispiel Emmentaler, Gouda oder Edamer)
in überdurchschnittlicher Menge enthalten ist. Wer gerne
Leber isst, kann seinen Zinkhaushalt so auf einfache Art im
Gleichgewicht halten. Eine ernährungswissenschaftliche
Studie hat gezeigt, dass mit einer ausreichenden Zink-
zufuhr eine spürbare Steigerung der geistigen Leistungs-
fähigkeit erzielt werden kann. Sowohl das visuelle Gedächtnis als auch die Konzentrationsfähigkeit lassen sich
hierdurch verbessern.

**Gewürze und Kräuter** sind ein sinnvoller Ersatz für Salz,
das in unserer Ernährung leider oft eine zu große Rolle
spielt. Setzt man sie gezielt ein, erleichtern sie zudem die
Fettverdauung, stärken die Konzentrationsfähigkeit, regen
den Stoffwechsel an, steuern unser Sättigungsgefühl und
lindern Stresssymptome. Doch während in früheren Zeiten
die positive Wirkung von Kräutern und Gewürzen bekannt
war und zur Gesundheitsförderung genutzt wurde (u.a.
von Hildegard von Bingen), nehmen wir sie heutzutage als
selbstverständlichen Bestandteil unserer Nahrung hin, ohne
die in ihnen steckenden Kräfte sinnvoll einzusetzen. Ein
kleines ABC der Kräuter und Gewürze und ihrer positiven
Smartfood-Eigenschaften liest sich wie folgt:

| Gewürz | Wirkung |
|---|---|
| Anis | verdauungsfördernd |
| Basilikum | konzentrationsfördernd, belebend, hilfreich bei geistiger Anspannung oder Erschöpfung |
| Bärlauch | regt den Stoffwechsel an |
| Beifuß | verdauungsfördernd |
| Chili | stimmungsaufhellend, regt Kreislauf und Stoffwechsel an, stärkt das Sättigungsgefühl |
| Fenchel | verdauungsfördernd |
| Galgant | konzentrationsfördernd, verdauungsfördernd |
| Gewürznelke | stimmungsaufhellend, verdauungsfördernd |
| Ingwer | blutzucker- und blutfettsenkend |
| Kardamom | konzentrationsfördernd, stimmungsaufhellend, regt den Gehirnstoffwechsel an |
| Knoblauch | stimmungsaufhellend, blutfettsenkend, verbessert die Fließfähigkeit des Blutes |
| Koriander | verdauungsfördernd, blutzucker- und blutfettsenkend, stärkt die Nerven, stimmungsstabilisierend |
| Kreuzkümmel | verdauungsfördernd, blutzuckersenkend |
| Kümmel | verdauungsfördernd |
| Kurkuma | verdauungsfördernd |
| Lorbeer | konzentrationsfördernd, regt den Gehirnstoffwechsel an |
| Majoran | verdauungsfördernd |
| Meerrettich | stärkt die Nerven |
| Muskatnuss | stimmungsaufhellend, blutfettsenkend |

| Gewürz | Wirkung |
|---|---|
| Petersilie | regt den Stoffwechsel an |
| Pfeffer | konzentrationsfördernd, verdauungsfördernd |
| Rosmarin | konzentrationsfördernd, stimmungs-stabilisierend, stärkt die Nerven, verdauungs-fördernd |
| Salbei | verdauungsfördernd |
| Senfkörner | konzentrationsfördernd, verdauungsfördernd |
| Sternanis | stärkt die Nerven, verdauungsfördernd |
| Thymian | verdauungsfördernd |
| Vanille | stimmungsaufhellend, lindert Stress-symptome, konzentrationsfördernd, stärkt das Sättigungsgefühl, verdauungsfördernd |
| Wacholder | verdauungsfördernd |
| Zimt | stimmungsstabilisierend, fördert die Kreativi-tät, verdauungsfördernd, blutzuckersenkend |
| Zitronengras | stärkt die Nerven |

Mit der richtigen Kombination von Kräutern und Gewürzen lässt sich also nicht nur der Geschmack der Speisen verbessern, sondern auch die Leistungsfähigkeit nach der Mittagspause erhalten.

Die Vorratshaltung wird einfacher, wenn man Körner oder Samen im Ganzen einkauft und vor der Verwendung selbst mörsert oder mahlt. Auf diese Weise bleiben Aroma und Inhaltsstoffe besser erhalten, als wenn man die Gewürze in bereits gemahlenem Zustand lagert.

**!** **Würze für Könige**

Basilikum (dessen Name sich aus dem griechischen Wort für König ableitet) ist als Topfpflanze im Büro dekorativ und nützlich zugleich. Zum einen dient die Kräuterwürze mit ihrem frischen mediterranen Geschmack zur „last minute"-Verfeinerung von Gerichten aller Art und peppt so Lunch oder Snacks auf. Zum anderen verhilft der Duft von Basilikum auch zu besserer Konzentrationsfähigkeit. Das Aroma des darin enthaltenen ätherischen Öls wirkt belebend und hat eine leicht stimmungsaufhellende Wirkung. Basilikum ist also auch ein gutes Mittel bei geistiger Anspannung. Erste Hilfe bei Stress: an der Pflanze schnuppern oder ein paar Blättchen kauen.

## Ölwechsel, bitte!

Autoliebhaber sorgen ganz selbstverständlich dafür, dass ihr Fahrzeug als Schmiermittel nur das beste und teuerste Öl bekommt. Diese Sorgfalt sollte natürlich auch dem eigenen Körper gegenüber angewandt werden, was aber leider oft nicht der Fall ist. Denn während ein Liter Leichtlauf-Synthetik-Öl für den Motor 10 Euro und mehr kosten darf, sind viele leider nicht so spendabel und aufmerksam, wenn es um das in ihren Nahrungsmitteln enthaltene Öl oder Fett geht. Salatöl für 79 Cent pro Liter ist vor allem eines: zu günstig, um hochwertige Inhaltsstoffe bieten zu können. Und wer mit seiner Nahrung vorwiegend Transfette, billiges Palmfett und andere gesättigte Fettsäuren zu sich nimmt, darf sich nicht wundern, wenn durch Verkleben der Leitungen (in unserem Fall der Adern) mit der Zeit die Laufleistung des menschlichen Motors beeinträchtigt wird.

Die Möglichkeit, Altöl einfach abzulassen und durch frisches zu ersetzen, haben wir Menschen leider nicht – daher hat das Wort Ölwechsel für uns eine andere Bedeutung. Um unseren Körper möglichst gut zu schmieren, gilt es viel früher anzusetzen, nämlich bei der Auswahl der richtigen Fettsäuren. Ähnlich wie beim Umstieg auf Vollkornprodukte sollte man nach und nach weniger gesättigte Fettsäuren verwenden und sich statt dessen so oft wie möglich für einfach und mehrfach ungesättigte Fettsäuren, die zum Beispiel in Raps- oder Olivenöl enthalten sind, entscheiden.

### Leckerer Allrounder

Olivenöl ist aus unserer Küche nicht mehr wegzudenken: das Öl ist nicht nur ein leckerer Bestandteil vieler mediterraner Gerichte, es ist auch der goldene Mittelweg in puncto Geschmack und Vorratshaltung im Labyrinth der Öle und Fette. Ein „Muss" für alle, die einen universell einsetzbaren Allrounder suchen.

Ein noch besseres Verhältnis von Omega-3- zu Omega-6-Fettsäuren weisen Walnuss- oder Rapsöl auf. Wer also seinen Körper wie einen Formel-1-Rennwagen schmieren möchte, sollte damit experimentieren. In den Rezepten dieses Buches sind unterschiedliche Ölsorten angegeben, sodass Sie selbst ausprobieren können, welche Variante Ihnen am besten schmeckt und bekommt.

# Mengenlehre à la Smartfood

So mancher wird sich bei der bisherigen Lektüre im Stillen schon die Frage gestellt haben, wie viel man eigentlich zum Beispiel vom Zitronengras zu sich nehmen muss, um die nervenstärkende Wirkung feststellen zu können. Oder welche Menge Nüsse tatsächlich dafür sorgt, dass im akut ausgebrannten Gehirn ein Ideenfeuerwerk gezündet wird.

Das lässt sich sowohl pauschal als auch individuell beantworten. Ganz generell gilt: Smartfood zielt auf eine dauerhafte Ernährungsumstellung ab. Es ist nicht zu vergleichen mit einer Diät, bei der Sie mit einer zweiwöchigen Disziplinphase für den Rest des Jahres vorsorgen wollen. Vielmehr soll das Bewusstsein für eine leistungsorientierte Ernährung trainiert werden. Wer sich nach den Anregungen dieses Buches ernährt, nimmt insgesamt gesehen so viele positive Nährstoffe zu sich, dass eine Verbesserung spürbar sein sollte. Um bei dem Beispiel Zitronengras zu bleiben: Es bringt wenig, wenn Sie nach einem ärgerlichen Telefonat einen Bund Zitronengras kauen und auf Nervenstärke hoffen. Wer jedoch regelmäßig eine Tasse Zitronengras-Tee trinkt oder Zitronengras hin und wieder als Gewürz einsetzt, wird sich mittel- und langfristig insgesamt besser gewappnet fühlen.

**!**

### Erfolg dank Abwechslung

Bei längerer kontinuierlicher Nutzung des Smartfood-Baukastens ist nicht nur ausreichend Abwechslung geboten, sondern die Mengen der positiven Inhaltsstoffe reichen auch aus, um im Alltag mit mehr Elan zu bestehen

Allerdings ist auch Eigeninitiative gefragt: Jeder muss für sich selbst herausfinden, welche Bausteine oder Zutaten mit dem individuellen Geschmack harmonieren. Außerdem sollte man natürlich auch auf Lebensmittelallergien und -unverträglichkeiten (wie beispielsweise Zöliakie oder Laktoseintoleranz) achten.

---

**Auf den Punkt gebracht**

Smartfood ist also kein striktes Diktat, sondern will zum Nach- und Umdenken anregen und den Weg zu bewussterer Ernährung aufzeigen. Das Interesse an intelligenter Ernährung ist der erste Schritt zu einer eigenverantwortlichen Auswahl der Nahrungsmittel – alles Weitere bestimmt der eigene Geschmack.

---

# Smartfood = Fastfood

Der Stress und die Hektik unseres heutigen Arbeitsalltags lassen wenig Zeit für lukullische Höchstleistungen in der Mittagspause. Und die Verlockungen eines Schnellimbisses sind oftmals dann besonders groß, wenn der Aktenstapel sich schwindelerregend türmt. Trotzdem – oder gerade deshalb – ist es jetzt besonders wichtig, die Energiedepots für den Rest des Arbeitstages sinnvoll aufzufüllen. Dafür müssen Sie nicht unbedingt wertvolle Pausenzeit damit verschwenden, den Kochlöffel zu schwingen. Viele nahrhafte Mittagsmahlzeiten lassen sich am Vorabend vorbereiten und verursachen vor dem Essen nur noch wenig Aufwand. Dies dauert in der Regel auch nicht länger als der Weg zur nächsten Currywurstbude oder Bäckerei.

## Nahrung für Körper und Geist

Der Effekt, den eine Smartfood-Mahlzeit auf den Körper hat, ist allerdings von längerer Dauer: Der Leistungspegel lässt sich auf höherem Niveau halten, die Konzentrationsfähigkeit verbessert sich und Heißhungerattacken werden vermieden.

Wer etwas Vorbereitungszeit investiert, macht nicht nur aus Smartfood Fastfood, sondern profitiert auch durch mehr Leistung von der verbesserten Nahrungsverwertung. Der Geist zieht also Nutzen aus dem, was wir dem Körper zuführen. Oder wie Sir Winston Churchill es ausdrückte: „Man soll dem Leib etwas Gutes bieten, damit die Seele Lust hat, darin zu wohnen".

Was gut oder sogar das Beste ist, hängt dabei vor allem auch von der Tagesform und dem eigenen Geschmack ab: Ob Sie Salat-Liebhaber, Suppenkasper oder mehr der Brotzeit-Typ sind, wissen Sie selbst am besten. Die Rezepte dieses Kapitels bieten für jede Kategorie, aber auch für jede Jahreszeit etwas. Alle lassen sich gut vorbereiten und transportieren, sodass der Genuss in der Mittagspause vor allem mit wenig Aufwand verbunden sind.

**!**

### Gönnen können

Wer sich vier Mal in der Woche aus eigenem (Ideen-)Vorrat versorgt, darf sich hin und wieder ohne schlechtes Gewissen einen vorgefertigten Schnellimbiss „gönnen".

## Gemeinsam sind Sie stark

Gesunde und bewusste Ernährung erfordert etwas mehr
Aufwand – diese Hürde verhindert häufig, dass man sich
die Mühe macht. Es gibt jedoch eine gute Möglichkeit, sich
die Vorbereitung zu erleichtern und dabei auch noch den
Mehrwert der Pause zu erhöhen: Bestimmt gibt es auch in
Ihrer Firma Kolleg(inn)en, denen es genauso geht wie
Ihnen. Wenn Sie sich in einer Gruppe zusammenschließen
– sozusagen eine Mittagspausen-Arbeitsgruppe bilden –
und so die Zubereitungsarbeit mit anderen aufteilen
können, ist die Arbeit viel leichter zu bewältigen.

### Smartfood im Team

Ob dabei jeder für einen anderen Werktag zuständig
ist oder mehrere Komponenten zu einem Menü zu-
sammengestellt werden, entscheiden Sie individuell.
Wie in jeder guten Arbeitsgemeinschaft sollte einfach
jeder die Aufgaben übernehmen, die ihm am meisten
liegen. Ergreifen Sie die Initiative und finden Sie
heraus, ob sich Gleichgesinnte finden lassen, die sich
ebenfalls bewusster ernähren möchten.

## Vorratshaltung: Nicht nur für schlechte Zeiten

Kochen kann für berufstätige Menschen mit viel Aufwand
verbunden sein – insbesondere, wenn die Zutaten immer
möglichst gesund und frisch sein sollen. Etwas erleichtern
lässt sich die Vorbereitung leckerer Pausensnacks, indem
man einige Produkte auf Vorrat zu Hause hat.

Besonders gut geeignet hierfür sind:

▸ Pumpernickel/Vollkorn-Knäckebrot,

▸ Essig & Öl,

**Ein Tipp in Sachen Vorrat**

Jeweils eine Sorte Essig und Öl im Schrank zu haben, ist völlig ausreichend, mehr muss es gar nicht sein. Alle hier aufgeführten Rezepte schmecken mit Olivenöl und einem handelsüblichen guten Weinessig genauso gut wie mit der jeweils angegebenen Variante.

▸ Senf,

▸ Pesto,

▸ Frischkäse,

▸ Artischockenherzen, eingelegt in Salzlake oder Öl,

▸ Thunfisch-Filets,

**Achten Sie auf die richtigen Filets**

Verwenden Sie möglichst Thunfischfilets, die in Olivenöl konserviert wurden. Sie sind meist von guter Qualität, da dieses Öl für die Produzenten zu teuer ist, um es an schlechte Endprodukte zu verschwenden. Hingegen handelt es sich bei Thunfisch, der „im eigenen Saft" (sprich in Wasser) eingelegt wurde, häufig nur um Thunfischstücke, die zusammengepresst den Eindruck eines Filets erwecken wollen.

- Oliven,

- Kichererbsen / Bohnen, eingelegt in Salzlake,

- saure Gurken,

- getrocknete Tomaten, konserviert in Öl,

- Nudeln,

- geschälte Tomaten aus der Dose,

- Standard-Gewürze wie Salz, Pfeffer, Zucker, Paprika (edelsüß oder scharf je nach Geschmack) und einige gefriergetrocknete Kräuter wie etwa Thymian, Oregano.

Mit diesen Basics lassen sich auch Tage überbrücken, an denen man nicht zum Einkaufen gekommen ist. Ob dann daraus ein mediterraner Bohnen-Eintopf, ein Pastagericht oder ein Brotaufstrich mit Thunfisch wird, ist tagesformabhängig. Auf diese vorratstauglichen Zutaten beziehen sich auch die Angaben in den folgenden Rezepten, sofern nichts anderes (zum Beispiel frisches Thunfisch-Steak) vermerkt ist.

## Belegte Brote: Ein Klassiker wieder in Mode

Das belegte Brot ist sicherlich der Klassiker unter den Lunchpaketen, die zu Hause vorbereitet werden können. Wer hierbei auf Vollkornbrot oder -brötchen als Unterlage achtet und sich die Mahlzeit mit frischen Zutaten wie gekochten Eiern, Gurken (sauer oder frisch), Radieschen, Paprikastreifen oder Tomaten „aufhübscht", macht auf Anhieb schon sehr viel richtig. Je bunter eine Mahlzeit ist, umso mehr Vielfalt wird sie bieten und umso höher ist die

Wahrscheinlichkeit, dass möglichst viele wertvolle Inhaltsstoffe in ihr enthalten sind. Dagegen verlieren halb durch-
geweichte Weißmehl-Semmeln mit einer Alibi-Gurken-
scheibe schnell an Charme. Selbst wenn die Zeit fehlt, sich
eine Brotzeit von zu Hause mitzubringen, kann man diese
immer noch problemlos und schnell in der Pause zubereiten – die meisten Zutaten lassen sich im Büro-
Kühlschrank als Vorrat lagern.

**Es muss nicht immer Butter sein**

Frischkäse – je nach Geschmack pur, mit Kräutern
oder aus Ziegenmilch hergestellt – ist der passende
Aufstrich, der für Frische und Geschmack sorgt. Ein
leckerer Ersatz für Butter ist auch Pesto, das medi-
terranes Aroma aufs Brot bringt. Das Gleiche gilt für
Tapenade – die Olivenpaste liefert nicht nur würzigen
Geschmack, sondern auch ungesättigte Fettsäuren.
Wer es gerne pikant mag, kann auch Senf als Unterlage nehmen.

Ob Sie das Brot mit Wurst, Räucherfisch oder Käse be-
legen, bleibt Ihrer eigenen Fantasie überlassen. Achten Sie
bei der Wahl der Wurst allerdings darauf, dass sie möglichst nicht zu fetthaltig ist. Hier sind wiederum besonders
Schinken, Roastbeef oder Kasseler zu empfehlen. Der
Räucherfisch dagegen darf ruhig etwas mehr Fett mit-
bringen, denn er liefert wichtige ungesättigte Fettsäuren.
Gut geeignet hierfür sind unter anderem Lachs, Makrele
oder Heilbutt.

Bei Käse ist es oft schwieriger, den tatsächlichen Fettgehalt herauszufinden, denn hier beziehen sich die Angaben häufig auf das in der Trockenmasse enthaltene Fett (Fett i.Tr.). Hier spielt die Schnittfestigkeit der ausgewählten Sorte eine entscheidende Rolle. So enthält zum Beispiel ein Schnittkäse wie Gouda mit der Angabe „45 % Fett i.Tr." in Wirklichkeit 27 g Fett pro 100 g Käse und nicht – wie zu vermuten wäre – 45 g.

Den geringsten Fettanteil haben Frischkäsevariationen, da hier der Wassergehalt für eine relativ geringe Trockenmasse sorgt. In gelagerten Sorten – wie beispielsweise Parmesan – verringert sich mit der Reifedauer der Feuchtigkeitsanteil zugunsten einer höheren Trockenmasse.

Die Festigkeit einer Käsesorte steht also im direkten Zusammenhang mit dem Fettgehalt. Durch die verbesserte Kennzeichnungspflicht im Lebensmittelbereich ist allerdings Abhilfe in Sicht: In den Nährwertangaben finden sich mittlerweile die tatsächlich enthaltenen Mengenangaben, sodass die teilweise schwierige Rechenaufgabe entfällt.

Auf keinen Fall sollte frisches Gemüse wie Tomaten, Karotten, Radieschen, Gurken oder Paprika auf dem Pausenbrot fehlen, denn mit der Farbe kommen auch Vitamine ins Spiel. Komplettiert wird das Ganze noch mit der Würzkraft von frischem Basilikum, Petersilie oder Kresse. Wer es lieber süß mag, isst zum Käsebrot einen Apfel oder nimmt als Dessert Obst mit. Eine gute Alternative für Süßschnäbel ist auch ein mit Mandelmus bestrichenes Vollkornbrot, das mit Obst belegt wird.

Eine tolle Alternative sind auch Brotaufstriche. Sie enthalten alle Zutaten eines belegten Brotes, lassen sich jedoch besser vorbereiten. Lassen Sie den Brotaufstrich vor dem Verzehr unbedingt noch einige Zeit durchziehen. Das hat den Vorteil, dass sich nicht nur der Geschmack deutlicher ausprägt, sondern auch der Zeitaufwand in der Mittagspause gering gehalten werden kann. Zu Hause vorbereitet, kann man an der Arbeit ohne große Utensilien oder Kochgeschirre eine leckere Mahlzeit „zaubern", auf die mancher Kollege neidisch sein wird.

## Vielfalt nach eigenem Gusto

Auf den folgenden Seiten finden Sie einige Anregungen für Ihre „Brotzeit", bei der der Variationsspielraum aufgrund der vielen Möglichkeit nahezu unbegrenzt ist. Die Rezepte verstehen sich daher als Appell, den eigenen Geschmack in den Vordergrund zu rücken, aber auch als Anreiz, sich vom Einerlei aus dem Schnellimbiss abzusetzen.

# Die besten Rezepte für die „Brotzeit"

## Artischocken-Thunfisch-Brotaufstrich: Mediterranes Aroma am Mittag

### *Zutaten für 2 Portionen:*

▸ *4 getrocknete Tomaten in Öl*

▸ *125 g küchenfertige Artischockenherzen, abgetropft*

▸ *125 g Thunfisch-Filets in Olivenöl, abgetropft*

▸ *2 EL Kräuter-Frischkäse, 1 EL Sauerrahm*

▸ *1 TL Zitronensaft*

▸ *Salz, Pfeffer*

▸ *½ Bund Basilikum (ersatzweise Thymian oder Petersilie)*

Getrocknete Tomaten und Artischockenherzen gut abtropfen lassen und fein würfeln. Thunfisch ebenfalls gut abtropfen lassen (evtl. noch mit Küchenpapier trocken tupfen) und mit einer Gabel in mundgerechte Stücke zerteilen. Frischkäse, Sauerrahm und Zitronensaft glatt rühren, die vorbereiteten Zutaten unterheben und mit Salz und Pfeffer abschmecken.

Vor dem Servieren Basilikum waschen, trockenschütteln, von den groben Stielen befreien und die Blättchen fein gehackt unter die Creme rühren.

Zubereitungszeit: ca. 15 Minuten

Dieser Brotaufstrich lässt sich gut am Vorabend vorbereiten. Damit die Kräuter ihr volles Aroma behalten, sollten sie erst kurz vor dem Servieren zugegeben werden.

# Makrelencreme mit Pfiff: Volle Kraft voraus dank Omega-3-Power

## Zutaten für 2 Portionen:

- ½ Bund Schnittlauch
- ½ Zitrone
- 1 hart gekochtes Ei
- 125 g geräuchertes Makrelenfilet ohne Haut
- 1-2 Karotten
- 150 g Frischkäse
- 1 TL geriebener Meerrettich
- 1 EL Kapern
- Salz, Pfeffer

Schnittlauch waschen, trockenschütteln und fein schneiden. Die Schale der Zitrone sehr dünn abraspeln, Saft auspressen. Das Ei schälen und fein würfeln. Das Fischfilet ebenfalls fein würfeln. Karotten waschen, putzen und fein raspeln.

Frischkäse mit Meerrettich und Zitronensaft glatt rühren, alle übrigen Zutaten unterheben und gut verrühren. Mit Salz und Pfeffer würzen.

Zubereitungszeit: ca. 15 Minuten

## Variation:

Alternativen sind Räucherlachs oder -forelle. Zu beiden Fischarten harmoniert Dill anstelle des Schnittlauchs besonders gut.

## Sellerie-Birnen-Aufstrich mit Thunfisch: Geistesnahrung mit Biss

### *Zutaten für 2 Portionen:*

▸ *100 g Knollensellerie (ersatzweise Karotte)*
▸ *1 Birne (alternativ 1 Mango)*
▸ *100 g Thunfisch-Filets in Olivenöl, abgetropft*
▸ *100 g Frischkäse*
▸ *2 EL Sauerrahm*
▸ *1 TL Zitronensaft*
▸ *3-4 EL Sonnenblumenkerne*
▸ *2-3 EL Haferflocken*
▸ *Salz, Pfeffer, Chili-Flocken mild*

Sellerie schälen und fein raspeln. Birne schälen, vierteln und vom Kerngehäuse befreien. Das Fruchtfleisch ebenfalls fein raspeln. Den gut abgetropften Thunfisch in mundgerechte Stücke teilen.

Frischkäse mit Sauerrahm und Zitronensaft glatt rühren, die vorbereiteten Zutaten, Haferflocken und Sonnenblumenkerne unterheben und alles mit Gewürzen abschmecken.

Zubereitungszeit: ca. 20 Minuten

**Birnen** sollten aufgrund ihrer hervorragenden Nährstoffkombination bei einer leistungsorientierten Ernährung nicht fehlen. Eiweiß, Kohlenhydrate, Vitamine und Ballaststoffe machen sie besonders wertvoll.

## Avocado-Pistazien-Brotaufstrich: Grün & gut

### Zutaten für 2 Portionen:

- 1 reife Avocado
- ½ Bund Basilikum
- 2-3 EL Pistazienkerne
- 1 TL Zitronensaft
- 2-3 EL Kräuter-Frischkäse
- 2-3 EL Sauerrahm
- ½ TL Wasabi-Paste (ersatzweise geriebener Meerrettich)
- Salz, Pfeffer, Zucker, Paprika edelsüß

Die Avocado halbieren, vom Kern befreien und schälen. Das Fruchtfleisch würfeln. Basilikum waschen, trockenschütteln, von den groben Stielen befreien und die Blättchen fein hacken. Pistazienkerne hacken.

Das Avocado-Fruchtfleisch mit Zitronensaft beträufeln und mit einer Gabel zerdrücken, sodass eine Art Püree entsteht. Frischkäse, Sauerrahm und Wasabi unterrühren, mit Salz, Pfeffer, Zucker und Paprika abschmecken. Kurz vor dem Servieren Basilikum und Pistazien unterrühren.

Zubereitungszeit: ca. 15 Minuten

## Mediterrane Pilz-Creme: Das Fleisch des Waldes in moderner Begleitung

### Zutaten für 2 Portionen:

▸ *250 g braune Champignons, Egerlinge oder Austernpilze*
▸ *1- EL Olivenöl*
▸ *5-6 getrocknete Tomaten in Öl*
▸ *1 TL Zitronensaft*
▸ *1-2 Knoblauchzehen (nach Wunsch)*
▸ *Salz, Pfeffer, Chili-Soße, Thymian*
▸ *200 g Ziegenfrischkäse (ersatzweise Kräuterfrischkäse)*

Pilze putzen, abbürsten (nicht waschen) und möglichst fein würfeln. In Olivenöl goldbraun anbraten, sodass die austretende Flüssigkeit komplett verdampft. Inzwischen Tomaten abtropfen lassen, ebenfalls fein würfeln. Zu den Pilzen geben und kurz ca. 5 Minuten mitgaren. Knoblauch schälen und zur Masse pressen. Die Mischung mit den Gewürzen abschmecken und auskühlen lassen. Die erkaltete Masse vor dem Servieren mit Frischkäse glatt rühren und nochmals abschmecken.

Zubereitungszeit: ca. 20 Minuten

**Pilze** sind gesund, leicht vorzubereiten und dank ihrer kurzen Garzeit schnell aufgetischt. Ihr Eiweißgehalt entspricht dem von Milch, sie enthalten wertvolle B- und D-Vitamine sowie Mineralstoffe wie Kalium und Eisen. Aufgrund des hohen Wasseranteils von rund 90 Prozent fällt das Kalorienzählen erfreulich positiv aus.

## Radieschencreme mit Käse: garantiert al dente

### Zutaten für 2 Portionen:

▸ *6-8 Radieschen*

▸ *100 g halbfester Schnittkäse, etwa Bel Paese oder Esrom*

▸ *100 g Doppelrahm-Frischkäse (gerne auch mit Kräutern)*

▸ *Salz, Pfeffer, Paprika edelsüß, 1 TL Senf*

▸ *1 Kästchen Kresse*

Radieschen vom Grün befreien, waschen, putzen und grob raspeln (oder in Stifte schneiden). Käse von der Rinde befreien und mundgerecht würfeln. Frischkäse mit Senf verrühren und die geraspelten Radieschen und Käsewürfel unterheben. Mit Salz, Pfeffer und Paprika würzen. Vor dem Servieren Kresse abschneiden und unter die Masse heben. Auf Sonnenblumenkernbrot oder -brötchen anrichten.

Zubereitungszeit: ca. 15 Minuten

> Unter der Bezeichnung **„halbfester Schnittkäse"** werden sowohl ganz milde (wie Butterkäse), aber auch sehr würzige Sorten (zum Beispiel Weißlacker) angeboten. Wie kräftig eine Käsesorte dieser Klassifikation ist, richtet sich unter anderem nach der Reifezeit, die zwischen 3 Wochen und 9 Monaten betragen kann.

## Ziegenkäse-Creme mit Pistazien: Kräftiger Geschmack kontra trister Büroalltag

*Zutaten für 2 Portionen:*

- *6 getrocknete Tomaten in Öl*
- *50 g Pistazienkerne*
- *½ Bund Basilikum*
- *100 g Ziegenkäse (zum Beispiel „Ziegenrolle")*
- *2-3 EL Quark halbfett*
- *1 EL Schlagsahne*
- *Salz, Pfeffer*

Getrocknete Tomaten gut abtropfen lassen und fein würfeln, Pistazien grob hacken. Den Rand vom Ziegenkäse entfernen, den Käse in eine Schüssel krümeln, Quark und Sahne zugeben und alles glattrühren. Tomaten und Pistazien unterrühren. Mit Salz und Pfeffer würzen.

Basilikum waschen, trockenschütteln, von groben Stielen befreien und die Blätter hacken, mit der Masse verrühren.

Zubereitungszeit: ca. 15 Minuten

*Variation:*

*Dieser Brotbelag lässt sich auch mit einem festen Käse wie zum Beispiel Ziegengouda oder -camembert herstellen. Dafür wird der entrindete Käse möglichst fein gewürfelt und mit den restlichen Zutaten vermischt. Wer es milder mag, wählt einen Käse aus Kuhmilch.*

## Schinken-Kräuter-Quark: Frühjahrsfit mit Kräuterkraft

> ### Zutaten für 2 Portionen:
>
> ▸ *2 hart gekochte Eier*
> ▸ *½ Bund Kerbel (ersatzweise Dill)*
> ▸ *75 g Lachsschinken (ersatzweise Kochschinken)*
> ▸ *2-3 saure Gurken (mit 2 EL Gurkensud)*
> ▸ *250 g Quark halbfett*
> ▸ *1 TL Senf*
> ▸ *Salz, Pfeffer, Cayennepfeffer, Zucker*

Eier schälen und zusammen mit dem Schinken und den sauren Gurken fein würfeln. Quark, Senf und Gurkensud verrühren, mit Salz, Pfeffer, Cayennepfeffer und Zucker würzen. Eier, Schinken und Gurken unterrühren.

Vor dem Servieren Kerbel waschen, trockenschütteln, von groben Stiefeln befreien, die Blätter fein hacken und unterheben.

Zubereitungszeit: ca. 20 Minuten

**!** **Kerbel** wird nachgesagt, dass er gegen Gedächtnisstörungen hilft – er hat also bestes Smartfood-Potenzial. Da er allerdings schwer erhältlich ist (meist findet man ihn im Frühjahr für kurze Zeit in gut sortierten Gemüseläden), kann man auch auf Dill ausweichen.

## Kohlrabi-Schinken-Aufstrich: Echter Leckerbissen

### Zutaten für 2 Portionen:

▸ *1 frischer Kohlrabi (ca. 200 g)*
▸ *1 Birne (ca. 150 g)*
▸ *100 g Schinken (roh oder gekocht je nach Geschmack)*
▸ *75 g fester Schnittkäse (zum Beispiel Gouda oder Etorki)*
▸ *Salz, Pfeffer*
▸ *2-3 Ecken Schmelzkäse (à 25 g), 1 EL Frischkäse*
▸ *50 g Kürbiskerne*

Kohlrabi schälen und das Fruchtfleisch grob raspeln, Birne schälen, vom Kerngehäuse befreien und das Fruchtfleisch ebenfalls grob raspeln. Schinken und Käse in mundgerechte Streifen schneiden. Schmelzkäse und Frischkäse glattrühren, Kohlrabi, Birne und Schinken zugeben, alles gut mischen und mit Salz und Pfeffer abschmecken. Vor dem Servieren Kürbiskerne hacken und unterheben. Schmeckt besonders gut auf frischem Vollkornbrot.

Zubereitungszeit: ca. 20 Minuten

### Tipp & Variation:

*Bereitet man diesen Brotaufstrich am Vorabend vor, sollten Kohlrabi- und Birnenraspel getrennt aufbewahrt werden, damit man entstandene Flüssigkeit abgießen kann, bevor man die Zutaten mischt. Auch als Basis einer warmen Mahlzeit ist die Masse lecker. Dazu wird sie gleichmäßig auf zwei Brotscheiben verteilt und im vorgeheizten Ofen bei 180°C ca. 10 - 15 Minuten überbacken*

## All-inclusive-Brotaufstrich: Für jeden Geschmack etwas dabei

### *Zutaten für 2 Portionen:*

▸ *2 hart gekochte Eier*
▸ *½ Bund Petersilie*
▸ *75 g gekochter Schinken*
▸ *75 g Emmentaler*
▸ *1-2 saure Gurken (mit 2 EL Gurkensud)*
▸ *100 g Kräuter-Frischkäse*
▸ *1 EL Senf*
▸ *Salz, Pfeffer, Paprika edelsüß*

Eier schälen und möglichst fein würfeln, Petersilie waschen, trockenschütteln, von Stielen befreien und die Blätter fein hacken. Schinken, Käse und Gurke fein würfeln. Frischkäse mit Senf verrühren, mit Salz, Pfeffer und Paprika würzen. Die übrigen Zutaten unterheben und alles gut verrühren.

Zubereitungszeit: ca. 15 Minuten

### *Variation:*

*Sie können den gekochten auch durch rohen Schinken oder Räucherlachs ersetzen, saure Gurke durch Radieschen oder Oliven. Käseliebhaber können statt Wurst eine zweite Sorte Käse verwenden. Basilikum ist ein mediterraner Ersatz für Petersilie, Dill passt besser zu Lachs, usw. Ihrer Fantasie sind keine Grenzen gesetzt! Neben deftigem Roggenbrot eignen sich auch Pellkartoffeln als „Sättigungsbeilage".*

# Mit Vitaminpower-Salaten gegen das Leistungstief

Auch das beste Pausenbrot verliert an Reiz, wenn es die einzige Variante auf dem Mittagsspeiseplan ist. Salat ist eine gute Alternative, denn er bringt verbrauchte Energie mittels Vitaminen zurück und belastet den Körper nicht mit übermäßig viel Verdauungsarbeit. Zudem bietet die bunte Palette an Blattsalaten und Gemüsen unzählige Kombinationsmöglichkeiten.

In vielen Supermärkten und Kantinen findet man mittlerweile gut sortierte Salatbuffets, die sicherlich besser geeignet sind, uns mit Energie zu versorgen, als Pizza & Co. Allerdings sollten Sie auch bedenken, dass die Zutaten in der Regel bereits früh am Morgen vorbereitet wurden und leider sehr schnell ihre guten Inhaltsstoffe verlieren. Was da oftmals appetitlich präsentiert wird, hat häufig nur noch einen geringen Nährwert. Das Gleiche gilt leider auch für Blattsalate, die Sie zu Hause vorbereiten.

Die Lösung dieses Problems sind Gemüsesalate oder marinierte Rohkost, denn sie bieten die gleichen guten Inhaltsstoffe in weniger flüchtiger Form. Allerdings gibt es auch hier einige Grundregeln zu beachten: Gemüse sollte entweder roh mariniert oder gedämpft werden – in Wasser gekocht, kann es bis zur Hälfte der Vitamine verlieren. Dies lässt sich beim Dampfgaren vermeiden – der Vitaminverlust reduziert sich so auf lediglich 15 bis 20 Prozent. Bewahren Sie vorgegartes Gemüse bis zum Essen getrennt vom Dressing in einer gut schließenden Schüssel mit Deckel auf. Rohkostsalate eignen sich in der Regel sehr gut, um sie in einer Marinade durchziehen zu lassen.

## Birnen-Paprika-Salat mit Mandel-Nuss-Dressing: Die Mischung macht's!

### Zutaten für 2 Portionen:

▸ *1 TL Mandelmus (Reformhaus)*

▸ *1 TL Ahornsirup*

▸ *2-3 EL Walnussöl (ersatzweise Olivenöl)*

▸ *1 EL Himbeeressig (ersatzweise Zitronensaft)*

▸ *Salz, Pfeffer, Chili-Flocken mild*

▸ *1 rote Paprikaschote*

▸ *1 Birne*

▸ *100 g Ziegengouda (ersatzweise Gouda)*

▸ *1 Bund Rucola*

Mandelmus, Ahornsirup, Öl und Essig mit dem Pürierstab oder im Mixer zu einem sämigen Dressing aufmixen, mit Salz, Pfeffer und Chili abschmecken.

Paprika waschen, putzen, vierteln, von den weißen Mittelrippen und Kernen befreien und das Fruchtfleisch in mundgerechte Streifen schneiden. Birne ebenfalls waschen, putzen, vierteln, vom Kerngehäuse befreien und das Fruchtfleisch würfeln. Ziegenkäse würfeln.

Vor dem Servieren Rucola waschen, trockenschütteln und in mundgerechte Stücke schneiden. Dressing mit den vorbereiteten Zutaten und dem Rucola mischen.

Zubereitungszeit: ca. 20 Minuten

## Kartoffelsalat mit Nordseekrabben & Linsen-Vinaigrette: Verbessert den Energiehaushalt

*Zutaten für 2 Portionen:*

- *300 g Kartoffeln (festkochend)*
- *1 Schalotte oder Frühlingszwiebel*
- *4-5 EL Olivenöl*
- *50 g rote Linsen*
- *150 ml Gemüsebrühe*
- *1-2 EL Weißwein-Essig*
- *1-2 TL Senf*
- *Salz, Pfeffer, Muskatnuss, 1 TL Thymian, 1 TL Zucker*
- *8-9 Oliven ohne Stein*
- *100 g Nordseekrabben geschält*

Kartoffeln schälen, würfeln und bissfest garen. Abgießen und kurz abkühlen lassen. Schalotte abziehen und in 1 EL Öl anbraten. Linsen zugeben, mit Gemüsebrühe ablöschen und ca. 5-8 Minuten bei mittlerer Hitze ohne Deckel garen.

Inzwischen den Essig mit Senf glattrühren, mit Salz, Pfeffer, Thymian und Zucker würzen. Das restliche Öl zufügen und zu einer cremigen Soße verrühren. Die Oliven vierteln. Linsen kurz auskühlen lassen, mit eventuell verbliebener Flüssigkeit und Kartoffelwürfeln, Oliven und Krabben mischen.

Zusätzlichen Pfiff bekommt der Kartoffelsalat durch frische Brunnenkresse, die man kurz vor dem Servieren unterhebt.

Zubereitungszeit: ca. 20 Minuten + 15 Minuten Garzeit

## Brokkoli-Käse-Salat: Reichhaltig, ohne zu belasten

*Zutaten für 2 Portionen:*

▸ *250 g frischer Brokkoli*

▸ *50 g getrocknete Aprikosen*

▸ *100 g Hartkäse (wie Manchego oder Parmesan)*

▸ *1 EL Balsamico Essig*

▸ *4 EL Sauerrahm*

▸ *1 TL Senf, 1 TL geriebener Meerrettich*

▸ *Salz, Pfeffer, Muskatnuss*

▸ *5-6 EL Sonnenblumen- oder Kürbiskerne*

Brokkoli waschen, von groben Stielen befreien und den Rest in kleine Röschen zerpflücken. Aprikosen fein würfeln. Käse in mundgerechte Stücke schneiden.

Den Essig mit Sauerrahm, Senf und Meerrettich glattrühren und mit Salz, Pfeffer und Muskatnuss würzen.

Brokkoli, Aprikosen, Käse und Sonnenblumenkerne in eine Schüssel geben und mit der Marinade mischen. Den Salat mindestens für 5-6 Stunden, am besten über Nacht im Kühlschrank durchziehen lassen.

Zubereitungszeit: ca. 20 Minuten + mindestens 6 Stunden Wartezeit

**!** Aus den Stielen, die für diesen Salat entfernt werden müssen, lässt sich noch eine leckere Suppe zubereiten.

## Forellen-Papaya-Salat mit Melonen-Dressing: Ungewöhnlich & lecker

### Zutaten für 2 Portionen:

- ¼ Cantaloup-Melone oder Honigmelone
- 2-3 EL Prosecco oder Weißwein, 1 EL Zitronensaft
- 1 TL Meerrettich, 2 EL Magerquark
- Salz, Pfeffer, Cayennepfeffer, ½ TL Kurkuma gemahlen
- 4 geräucherte Forellen-Filets ohne Haut und Gräten
- ½ Papaya
- 1 Bund Frühlingszwiebeln, in feine Ringe geschnitten
- 1 Bund Kerbel (oder Dill, Thai-Basilikum, Koriander)

Die Melone schälen, entkernen und das Fruchtfleisch pürieren. Mit Prosecco, Limonensaft, Meerrettich und Quark zu einer glatten Soße verrühren. Mit Salz, Pfeffer, Cayenne und Kurkuma abschmecken. Die Forellenfilets würfeln. Papaya schälen, entkernen und das Fruchtfleisch würfeln.

Zubereitungszeit: ca. 20 Minuten

Die Frühlingszwiebeln und der fein gehackte Kerbel sollten erst kurz dem Servieren zugegeben werden, damit sie den zarten Geschmack der Forelle nicht erschlagen. Mit unterschiedlichen Kräutern lässt sich jeweils ein verblüffend anderer Geschmack erzielen – probieren Sie zum Beispiel Dill, Thai-Basilikum oder Koriander anstelle des Kerbels.

## Waldorfsalat modern: Klassischer Rohkostsalat im neuen Gewand

*Zutaten für 2 Portionen:*

▸ *120 g Knollensellerie*
▸ *120 g Karotte*
▸ *1 Apfel (ca. 140 g)*
▸ *1 TL Zitronensaft*
▸ *80 g gemischte Nusskerne*
▸ *1 TL Senf, 1 TL geriebener Meerrettich*
▸ *3 EL Sauerrahm*
▸ *Salz, Pfeffer*

Sellerie schälen, Karotte putzen und beides grob raspeln. Apfel schälen, vom Kerngehäuse befreien und das Fruchtfleisch ebenfalls grob raspeln. Alles mischen und mit Zitronensaft beträufeln. Die Nüsse hacken und unterheben. Senf, Meerrettich und Sauerrahm verrühren und mit dem Salat mischen, mit Salz und Pfeffer abschmecken. Vor dem Servieren sollte dieser Salat mindestens 3 Stunden, besser über Nacht im Kühlschrank durchziehen.

Zubereitungszeit: ca. 20 Minuten

Achtung: Hohes **Smartfood-Potenzial**! Sellerie enthält wertvolle B-Vitamine, Karotten aktivieren den Zellstoffwechsel, Äpfel senken den Blutfettspiegel, Nüsse enthalten viele ungesättigte Fettsäuren und Meerrettich stärkt die Nerven. In Begleitung eines Vollkorn-Brotes wird daraus eine nährstoffreiche Mahlzeit.

## Fruchtiger Garnelen-Salat: Süßsauer in neuer Interpretation

*Zutaten für 2 Portionen:*

- ▸ *½ Kopf Chinakohl*
- ▸ *2 Orangen, 6 getrocknete Aprikosen*
- ▸ *2 TL Zitronensaft, 3 EL Sonnenblumenöl*
- ▸ *2 EL Sauerrahm*
- ▸ *1 TL Senf, 1 TL Honig*
- ▸ *1 daumennagelgroßes Stück frischer Ingwer*
- ▸ *8 küchenfertige Riesen-Garnelen, ohne Schale und Kopf*
- ▸ *Salz, Pfeffer, gemahlener Koriander*

Chinakohl putzen, in feine Streifen schneiden, waschen und trocknen. Von der Orange etwa ½ TL Schale dünn abreiben, danach die Orangen so schälen, dass auch der weiße Teil der Schale entfernt wird. Die Filets aus den Trennwänden schneiden und halbieren. Aprikosen fein würfeln. Beides mit dem Chinakohl mischen.

Die Hälfte des Zitronensafts mit 2 EL Öl, Sauerrahm, Senf und Honig glattrühren, mit Salz, Pfeffer und Koriander abschmecken. Das Dressing mit Chinakohl mischen und bis zum Servieren durchziehen lassen. Ingwer schälen und möglichst fein hacken (oder auf einer Zestenreibe reiben). Die Garnelen abspülen, trocken tupfen und zusammen mit dem Ingwer im restlichen Öl von beiden Seiten bei mittlerer Hitze anbraten. Mit dem restlichen Zitronensaft beträufeln, bis zum Servieren getrennt vom Salat aufbewahren.

Zubereitungszeit: ca. 30 Minuten

## Romana-Salat mit Kichererbsen: Bringt Würze in die Mittagspause

*Zutaten für 2 Portionen:*

▸ *100 g Kichererbsen in Lake (abgetropftes Gewicht)*
▸ *2 rote Paprikaschoten*
▸ *1 Fenchelknolle*
▸ *100 g Kasseler-Aufschnitt (ersatzweise Kochschinken)*
▸ *2-3 EL Naturjoghurt*
▸ *1 EL Olivenöl*
▸ *1 TL Ahornsirup, 1 TL Zitronensaft, 1 TL Senf*
▸ *Salz, Pfeffer, Zucker, Kreuzkümmel, ½ TL Fenchelsamen*
▸ *100 g Romana-Salat*

Kichererbsen abspülen und gut abtropfen lassen. Paprika-schote ebenfalls waschen, trocknen und vierteln. Stielan-satz, Mittelrippen und Kerne entfernen und das Frucht-fleisch in Streifen schneiden. Fenchel putzen, vom Strunk befreien, vierteln und in feine Streifen schneiden oder hobeln. Aufschnitt in mundgerechte Streifen schneiden. Kichererbsen, Paprika, Fenchel und Aufschnitt mischen.

Joghurt mit Öl, Ahornsirup, Zitronensaft und Senf glatt-rühren, mit Salz, Pfeffer, Zucker und Kreuzkümmel ab-schmecken. Dressing mit Fenchelsamen und Gemüse gut verrühren. Vor dem Servieren Romana-Salat waschen, trockenschütteln, in mundgerechte Stücke schneiden und mit dem vorbereiteten Gemüse mischen.

Zubereitungszeit: ca. 20 Minuten

## Nudelsalat im Caprese-Stil: Brainpower dank bester Inhaltsstoffe

*Zutaten für 2 Portionen:*

▸ *25 g gesalzene Erdnüsse, 25 g Walnusskerne*

▸ *40 g Parmesan am Stück*

▸ *4 getrocknete Tomaten in Öl*

▸ *6-8 entkernte Oliven*

▸ *2 Strauchtomaten*

▸ *1 daumennagelgroßes Stück frischer Ingwer*

▸ *1 Tl Senf*

▸ *1 ½ EL Weißwein-Essig, 3-4 EL Oliven- oder Walnussöl*

▸ *1 TL milde Chili-Flocken, Salz, Pfeffer, Zucker*

▸ *1 Bund Basilikum*

▸ *200 g gekochte, ausgekühlte Vollkorn-Spiralnudeln*

Nüsse hacken, Parmesan in mundgerechte Stückchen brechen. Getrocknete Tomaten aus dem Öl nehmen und zusammen mit den Oliven fein würfeln. Tomaten waschen, Stielansatz entfernen und das Fruchtfleisch mundgerecht würfeln. Ingwer schälen und möglichst fein hacken (oder reiben). Senf mit Essig und Öl glattrühren, mit Chili, Salz, Pfeffer und Zucker abschmecken, Ingwer unterrühren. Basilikum waschen, trockenschütteln, von den groben Stielen befreien und die Blätter in feine Streifen schneiden. Die Nudeln mit den vorbereiteten Zutaten mischen und mit dem Dressing verrühren.

Zubereitungszeit: ca. 25 Minuten

## Couscous-Salat mit Feta: Die Kraft des Südens

*Zutaten für 2 Portionen:*

▸ *1 Frühlingszwiebel*
▸ *100 ml Gemüsebrühe*
▸ *100 g Instant-Couscous*
▸ *100 g Feta*
▸ *4 küchenfertige Artischockenherzen, abgetropft*
▸ *8-9 grüne Oliven ohne Stein*
▸ *1 EL Zitronensaft, 1 TL Senf, 3 EL Olivenöl*
▸ *Salz, Pfeffer, gemahlener Kreuzkümmel, Zucker*
▸ *2 Tomaten, ½ Bund Basilikum (ersatzweise Petersilie)*

Frühlingszwiebel waschen, trockenschütteln, putzen und in feine Ringe schneiden. Brühe erhitzen. Couscous mit Zwiebelringen mischen, mit der heißen Brühe und 1 EL Öl übergießen. Ca. 10 Minuten quellen lassen, dabei immer wieder durchrühren. Danach sollte der Couscous die Flüssigkeit aufgenommen haben.

Inzwischen Feta und Artischocken mundgerecht würfeln, Oliven vierteln. Zitronensaft mit Senf und restlichem Öl glattrühren, mit Salz, Pfeffer und Zucker abschmecken. Dann die Tomaten von Stielansatz und Kernen befreien und das Fruchtfleisch mundgerecht schneiden. Basilikum waschen, trockenschütteln, von den groben Stielen befreien und die Blätter in Streifen schneiden. Couscous mit allen übrigen Zutaten und dem Dressing vermischen.

Zubereitungszeit: ca. 15 Minuten

# Suppen: Soulfood im Kampf gegen Stress

Viele Menschen verbinden mit einer „schönen warmen Suppe" positive Gedanken, denn das ist häufig die erste Mahlzeit, die man nach einer Krankheit essen kann. Sie belastet den Organismus wenig, versorgt ihn mit Flüssigkeit und Nährstoffen und hilft uns so, Energie ohne großen Verdauungsaufwand zu speichern. Diese guten Eigenschaften lassen sich natürlich auch im Arbeitsalltag sinnvoll einsetzen. „Eintöpfe wärmen im Winter nicht nur den Magen, sondern auch die Seele" – ein altes Sprichwort, das heute noch gilt. Außerdem sind sie bestens geeignet, um unterschiedlichste Zutaten zu kombinieren. Ob Gemüse pur, mit Fleisch oder Fisch – bei Suppen können Sie viele Bausteine des Smartfood-Baukastens auf einfache Art einsetzen.

Suppen haben in jeder Küche der Welt einen festen Platz, so ist Abwechslung garantiert. Ob es lieber die italienische Minestrone oder ein deftiger Pichelsteiner Topf sein soll, entscheidet allein der Geschmack. Die Zutaten lassen sich sowohl saisonal als auch regional abwandeln und machen Suppen und Eintöpfe so zu einem Hauptgericht mit vielfältigem Potenzial, bei dem man sozusagen die „Weisheit mit Löffeln fressen" kann.

Büroküchen sind oft mit einem Zwei-Platten-Herd ausgestattet und bieten so die Grundvoraussetzung zum Aufwärmen der mitgebrachten Suppe. Ideal für den Transport sind Schraubgläser oder dicht schließende Vorratsdosen aus Kunststoff. Durch die Vorbereitung ist in der Pause nur wenig Aufwand nötig, so bleibt mehr Zeit zum Genießen.

## Kalte Gurkensuppe mit Lachs: Lunch de luxe für Sommertage

### Zutaten für 2 Portionen:

- ▸ *1 Bund Dill*
- ▸ *1 große Salatgurke*
- ▸ *300 g Naturjoghurt*
- ▸ *2-3 EL Walnusskerne*
- ▸ *1 TL Zitronensaft*
- ▸ *Salz, Pfeffer, Zucker*
- ▸ *2-3 Scheiben Graved Lachs (ersatzweise Räucherlachs)*

Dill waschen, trockenschütteln, von den Stielen befreien und fein hacken. Die Gurke waschen und in Würfel schneiden. Zusammen mit Joghurt, Nüssen, der Hälfte des gehackten Dills und Zitronensaft zu einer glatten Masse pürieren. Mit Salz, Pfeffer und Zucker abschmecken. Den restlichen Dill unterheben, die Suppe transportsicher verpacken und für mindestens 2 Stunden – besser über Nacht – kaltstellen.

Vor dem Servieren den Lachs in Streifen schneiden und auf der angerichteten Suppe verteilen, nach Wunsch noch mit gehackten Walnüssen garnieren.

Zubereitungszeit: ca. 15 Minuten

## Scampi-Fenchel-Suppe mit Pesto: So gut kann Gesundes schmecken

*Zutaten für 2 Portionen:*

▸ *1 Fenchelknolle*
▸ *2 EL Olivenöl*
▸ *4 ganze Tomaten, geschält (aus der Dose)*
▸ *450 ml Fisch- oder Gemüsefond*
▸ *Salz, Pfeffer*
▸ *6-8 küchenfertige Riesen-Scampis, ohne Schale und Kopf*
▸ *1 EL Anisschnaps (Pernod, Ouzo o.Ä.)*
▸ *2 EL Pesto Genovese (aus dem Glas)*

Den Fenchel putzen, das Grün fein hacken, den groben Strunk entfernen und den Rest würfeln.

Das Öl in einem Topf erhitzen, Fenchelstücke zugeben und kurz rösten. Die Tomaten zufügen und kurz aufkochen lassen, mit dem Fond ablöschen und mit Salz und Pfeffer würzen. Bei mittlerer Hitze ca. 10 Minuten ziehen lassen.

Die Scampis zugeben, weitere 5 Minuten köcheln. Mit Anisschnaps, Salz und Pfeffer abschmecken, auf Tellern verteilen, mit dem gehackten Fenchelgrün bestreuen und jeweils 1 EL Pesto auf die Suppe geben.

Zubereitungszeit: ca. 15 Minuten + 15 Minuten Garzeit

*Variation:*

*Wer die Suppe sämiger mag, püriert einfach einen Teil davon, bevor die Scampis zugegeben werden.*

## Grüne Kartoffel-Suppe mit Forellenfilet: Altbewährtes in neuer Kombination

*Zutaten für 2 Portionen:*

▸ *2 Frühlingszwiebeln*

▸ *1 mittelgroße Kartoffel (ca. 100 g, mehlig-kochend)*

▸ *400 ml Gemüsefond oder -brühe*

▸ *100 g Erbsen, tiefgekühlt*

▸ *3 EL Pistazienkerne*

▸ *Salz, Pfeffer, Muskatnuss (möglichst frisch gemahlen)*

▸ *100 g geräuchertes Forellenfilet ohne Haut*

Frühlingszwiebeln waschen, trockenschütteln, putzen und in feine Ringe schneiden. Kartoffeln schälen und würfeln. Gemüsebrühe erhitzen, Zwiebelringe und Kartoffeln hinzufügen, einmal aufkochen lassen. Bei mittlerer Hitze ca. 15 Minuten garen. Danach Erbsen und Pistazien zugeben und weitere 5 Minuten ziehen lassen. Inzwischen das Fischfilet in mundgerechte Würfel schneiden.

Nach Ende der Garzeit die Suppe mit dem Pürierstab oder im Mixer möglichst fein pürieren. Mit Salz, Pfeffer und Muskatnuss würzen und mit Forellenwürfeln anrichten.

Zubereitungszeit: ca. 15 Minuten + 20 Minuten Garzeit

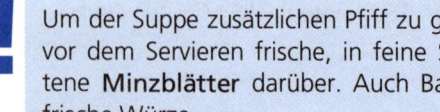

Um der Suppe zusätzlichen Pfiff zu geben, streut man vor dem Servieren frische, in feine Streifen geschnittene **Minzblätter** darüber. Auch Basilikum sorgt für frische Würze.

## Linsen-Karotten-Suppe mit Cashewkernen: Sonnenstrahlen-Farbpower mit viel Geschmack

### *Zutaten für 2 Portionen:*

- *250 g Karotten*
- *1 Zwiebel*
- *1 EL Olivenöl*
- *1 TL gelbe Currypaste*
- *400 ml Gemüse- oder Hühnerbrühe*
- *60 g rote Linsen*
- *30 g ungesalzene Cashewkerne*
- *2 EL griechischer Joghurt (10 % Fett)*
- *Salz, Pfeffer, milde Chili-Flocken*

Karotten waschen, putzen und grob raspeln. Zwiebel schälen und fein hacken. Beides im erhitzten Olivenöl anschwitzen, bis die Zwiebeln glasig sind. Currypaste einrühren, mit Brühe auffüllen, Linsen zugeben und alles bei mittlerer Hitze ca. 10 Minuten garen. Die Linsen sollten zwar weich, aber noch bissfest sein. In der Zwischenzeit Cashews hacken. Nach dem Ende der Garzeit die Suppe mit Salz, Pfeffer und Chili abschmecken und pürieren (Wer keine Cremesuppen mag, kann dieses Gericht ebenso gut unpüriert als klare Suppe genießen). Vor dem Servieren mit Cashews bestreuen und mit einem Klecks Joghurt anrichten. Nach Wunsch kann noch mit frisch gehacktem Koriandergrün dekoriert werden.

Zubereitungszeit: ca. 15 Minuten + 10 Minuten Garzeit

## Petersilienwurzel-Suppe mit Leinsamen: Back to the roots

### Zutaten für 2 Portionen:

- 250 g Petersilienwurzeln
- 1 EL Rapsöl (ersatzweise Olivenöl)
- 1 Bund Petersilie
- 400 g Gemüsefond oder -brühe
- 125 ml Milch
- 2 Scheiben Lachsschinken
- 1 TL Zitronensaft
- Salz, Pfeffer, Muskatnuss
- 2 EL Leinsamen (ersatzweise Sesamkörner)

Petersilienwurzeln schälen und fein würfeln. Petersilie waschen, trockenschütteln, die dicken Stiele abschneiden und zusammen mit den Wurzelwürfeln im Öl kurz anschwitzen. Mit Fond oder Brühe aufgießen, Milch zugeben, einmal aufkochen lassen und bei mittlerer Hitze ca. 10 Minuten weich garen. Inzwischen Petersilienblättchen fein hacken, Schinken in mundgerechte Streifen schneiden.

Nach dem Ende der Garzeit ¾ der gehackten Petersilie zur Suppe geben und diese fein pürieren. Mit Zitronensaft, Salz, Pfeffer und Muskatnuss würzen. Nach dem Anrichten mit der restlichen Petersilie, Schinkenstreifen und Leinsamen bestreut servieren.

Zubereitungszeit: ca. 30 Minuten

## Zitronengras-Curry-Suppe mit Huhn: Frisch, leicht & würzig – das Aroma Asiens

*Zutaten für 2 Portionen:*

▸ *3-4 Zitronengras-Stiele*

▸ *1 daumennagelgroßes Stück frischer Ingwer*

▸ *250 ml Geflügelfond oder -brühe*

▸ *50 ml Weißwein*

▸ *½ TL gelbe Currypaste (ersatzweise 1-2 TL Currypulver)*

▸ *200 g Hähnchenfilet-Aufschnitt (ersatzweise küchenfertige, vorgegarte, geschälte Garnelen)*

▸ *200 ml Kokosmilch*

▸ *Salz, ¼ TL Kurkuma gemahlen, 1 Messerspitze gemahlener Safran*

Zitronengras der Länge nach halbieren und in ca. daumendicke Stücke schneiden. Ingwer schälen und fein hacken. Geflügelfond oder -brühe mit dem Wein und der Curry-Paste verrühren und erhitzen. Zitronengras und Ingwer zufügen. Ca. 15 Minuten bei mittlerer Hitze ziehen lassen. Inzwischen den Aufschnitt in mundgerechte Streifen schneiden.

Nach dem Ende der Garzeit das Zitronengras entfernen (oder Suppe durch ein Sieb gießen). Kokosmilch zugeben und mit Salz, Kurkuma und Safran würzen. Noch einmal kurz aufkochen lassen und mit den Aufschnittstreifen (oder Garnelen) anrichten.

Zubereitungszeit: ca. 30 Minuten

## Kastanien-Gemüse-Eintopf: Herbst-Highlight für Kopfarbeiter

### Zutaten für 2 Portionen:

- *1 Zwiebel*
- *1 kleine Zucchini (ca. 150 g)*
- *250 g Hokkaido-Kürbis*
- *200 g vorgekochte, geschälte Kastanien*
- *2 EL Olivenöl*
- *Salz, Pfeffer, Muskatnuss, gemahlener Bockshornklee*
- *10 g getrocknete Steinpilze*
- *500 ml Gemüsefond oder -brühe*
- *2 ganze Tomaten, geschält (aus der Dose)*

Zwiebel schälen und fein hacken. Zucchini waschen, vom Stielansatz befreien und würfeln. Kürbis halbieren, von den Kernen befreien und das Fruchtfleisch fein würfeln. Kastanien in mundgerechte Stücke schneiden.

Öl erhitzen und Zwiebel darin anschwitzen. Zucchini, Kürbis und Kastanien zugeben, alles mit Salz, Pfeffer und Muskat würzen. Steinpilze grob zerkleinern und zusammen mit Gemüsefond oder -brühe hinzufügen. Einmal kurz aufkochen, dann etwa 15 Minuten bei mittlerer Hitze ziehen lassen.

Inzwischen die Tomaten achteln und der Suppe nach Ende der Garzeit zufügen. Eventuell noch einmal abschmecken. Auf Wunsch mit frisch gehackten Kräutern dekorieren.

Zubereitungszeit: 35 Minuten

# Noch ein paar Worte zum Thema Pause

Unser Arbeitsalltag ist mehr und mehr geprägt von Zeitdruck, Terminen, Besprechungen und ständigem Stress. Für viele mag es daher wie ein unrealistischer Wunschtraum klingen, sich bewusst Zeit für Pausen in den Arbeitstag einzubauen. Doch auch wenn die Mittagspause häufig nur eine kurze Entspannung vor der nächsten „Schlacht" bietet, sollte man unbedingt versuchen, sie so erholsam wie möglich zu gestalten. Wenn wichtige und vor allem eilige Arbeit wartet, fällt es besonders schwer, alles liegen und stehen zu lassen. Die Wahl liegt allerdings bei Ihnen: Planen Sie 15-20 Minuten sinnvolle Pausenzeit ein oder wollen Sie lieber gegen das Biotief kämpfen, das nach einer hastig verschlungenen Null-Nährwert-Mahlzeit unweigerlich droht? Essen, das schnell am Schreibtisch zwischen Computer und den neuesten Statistiken stattfindet, belastet den Körper meist genauso sehr, wie es ihm hilft. Wer sich vor Augen führt, wie viel wertvolle Arbeitszeit danach im Kampf gegen das Leistungstief verloren geht, wird schnell feststellen, dass eine kurze, bewusst genutzte Pause das „kleinere Übel" ist.

Wenn möglich, sollte man das Büro verlassen und sich an der frischen Luft bewegen – natürlich hat jeder von uns diesen Rat schon oft genug gehört und oft genug nicht befolgt. Häufig meinen wir, dafür keine Zeit zu haben. Der Vorteil liegt allerdings auf der Hand, denn wie so oft im Leben ist es das Mittelmaß, das uns am besten bekommt. Zu viel Bewegung macht müde, zu wenig Bewegung aber auch. Den ganzen Tag am Schreibtisch zu sitzen, tut sowohl unserem Körper als auch unserem Geist nicht gut –

beide werden träge davon. Von einem achtstündigen Arbeitstag 15 oder 30 Minuten für einen Spaziergang (der natürlich auch für Erledigungen genutzt werden kann) abzuzweigen, ist in mehrfacher Hinsicht eine gute Idee.

## Entdecken Sie einen neuen Sport: Kauen

Die Aussage „einen Bärenhunger zu haben", bedeutet meistens leider auch, dass man den Körper auf dem schnellsten Weg mit Nahrung versorgen will. Die Folge davon ist häufig, dass wir zu schnell essen und nur schlecht kauen. Dies bedeutet natürlich auch mehr Arbeitsaufwand für unseren Darm beim Verdauen – Kraft, die uns an anderer Stelle fehlt.

Wer seine Zähne möglichst gut zur Zerkleinerung der Nahrung nutzt, erspart dem Körper viel Arbeit bei der weiteren Verwertung der Nahrung. Es fällt auf, dass uns buchstäblich schwer im Magen liegt, was nicht richtig gekaut wurde. Durchschnittlich kauen wir unter Zeitdruck nur ca. sechs Mal, bevor wir unser Essen hinunterschlucken. Empfehlenswert – aber auch schwer vorzustellen – wäre es jedoch, jeden Bissen rund 30 bis 40 Mal zu kauen. Das ist im täglichen Leben nur schwer realisierbar, umso mehr im hektischen Arbeitsalltag. In der Regel lässt sich die Kaurate durch bewussteres Essen auf etwa 20 Mal erhöhen, was immerhin schon etwas weniger Anstrengung für unseren Verdauungsapparat bedeutet. Die Zähne wieder ausgiebig zu nutzen und das Essen besser zu kauen, heißt also, dem Magen-Darm-Trakt Arbeit abzunehmen.

**Lockerer auf einfache Art**

Intensives Kauen ist förderlich für die Konzentration und Gedächtnisleistung. Die Bewegung des Kiefers sorgt dafür, dass dem Gehirn mehr Blut und damit mehr Sauerstoff zugeführt wird. Auch Muskeln und innere Anspannungen lassen sich so auf denkbar einfache Art etwas lockern.

Zusätzlich zur besseren Energieausnutzung lässt sich als Nebeneffekt verbuchen, dass wir den Geschmack unserer Nahrung stärker wahrnehmen, wenn wir länger kauen. Das Essen dauert dann zwar auch länger, aber der Körper bekommt so eher die Chance, seinem Sättigungsgrad entsprechend zu reagieren. Es dauert durchschnittlich ca. 15 bis 20 Minuten, bis uns unser Gehirn signalisiert, dass wir satt sind. Wer also schlecht gekaut und gut geschlungen hat, hat in dieser Zeit schon deutlich mehr Nahrung aufgenommen, als ihm guttut. Die Energie, die zum Verdauen benötigt wird, fehlt dann an anderer Stelle – zum Beispiel bei der Konzentrationsfähigkeit. Nur 5 Minuten für die Pause und das Essen einzuplanen, ist also bereits aus diesem Grund keine gute Idee.

Wenn Sie sich schwertun, bewusster zu kauen, sollten Sie sich angewöhnen, die Bissen kleiner zu portionieren. Durch diesen Trick machen Sie Ihrem Darm die Arbeit ohne allzu große Anstrengung etwas leichter.

## Termine, Termine, Termine

Natürlich wird es auch immer Tage geben, an denen ein Geschäftsessen ansteht, ein Meeting nur Zeit für den Gang zur Kantine lässt oder aus Termindruck ein Imbiss vom Metzger um die Ecke genügen muss. Wenn das der Fall ist, sollte man zumindest das Beste daraus machen und das Mittagessen möglichst smart wählen. Das heißt, sich die am wenigsten belastende und nährstoffreichste Mahlzeit zusammenzustellen oder das Essen hinterher mit einem Smartfood-Snack aufzuwerten.

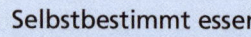

### Selbstbestimmt essen
Übernehmen Sie selbst die Verantwortung für Ihr Essen, auch wenn andere es zubereitet haben.

## Angenehmes mit dem Nützlichen verbinden: Geschäftsessen

In Restaurants ist die Auswahl an nährstoffreichen Lebensmitteln ziemlich hoch, denn fast immer finden sich Salate auf der Speisekarte, die – dank gehaltvoller Zutaten wie Hähnchenbrust, Mozzarella oder Garnelen – ein Hauptgericht ersetzen können. Gut ist es aber auch, das Essen mit einer Suppe zu beginnen: sie stillt den ersten großen Hunger, liefert Flüssigkeit und sorgt dafür, dass der Hauptgang nicht mehr allzu üppig ausfallen muss.

Zum Beispiel sind Hauptgerichte mit Fisch gut bekömmlich, wenn sie ohne allzu fettiges oder belastendes Beiwerk gewählt werden. Verzicht auf Pommes frites zugunsten von Salzkartoffeln, fette Sahnesoßen sollten besser tabu sein und magerem Fleisch wie Filet, Medaillon oder Steak ist der Vorzug vor paniertem Schnitzel zu geben. Übrigens ist die vegetarische Variante, die man häufig als Alibi-Gericht auf der Speisekarte findet, nicht zwingend besser: Brokkoli in Sahnesoße mit Käse überbacken kann Ihre Verdauung genauso stark beanspruchen wie manches Fleischgericht. Und Gemüsebratlinge sind in der Regel leider weit weniger fettarm und gesund, als der Name vermuten lässt.

## Kantinenessen: Liegt das Gute wirklich nah?

Glücklicherweise hat sich das in Kantinen angebotene Essen in den vergangenen Jahren stark verbessert – nicht zuletzt, weil immer mehr Unternehmen erkennen, dass die Leistungsfähigkeit ihrer Mitarbeiter auch von guter Ernährung abhängt. Das Schreckgespenst der fettigen Kohlroulade mit Kartoffelbrei, die grau und trist das Plastiktablett schmückt, gehört daher in den meisten Firmen der Vergangenheit an. Durch die Möglichkeit, sich das Essen selbst zusammenzustellen, lassen sich viele der Vorgaben, die für Geschäftsessen à la Smartfood gelten, auch auf Kantinengerichte übertragen. Auch wenn der Salat – wie schon ausgeführt – vielleicht nicht mehr die ganz große Vitaminbombe ist, sollten Sie dennoch nicht ganz auf ihn verzichten. Ergänzt durch eine Gemüsebeilage und Fleisch oder Fisch, lässt sich so auch aus Kantinenessen das im Rahmen der Möglichkeiten beste Mittagessen zusammenstellen. Zur Regel sollte es jedoch besser nicht werden. Zwar können Sie versuchen, den Nährstoffmangel bei den anderen Mahlzeiten auszugleichen, das Mittagessen ist allerdings für den weiteren Verlauf des Nachmittags entscheidend und sollte daher möglichst mit einem entsprechend hohen Stellenwert gestaltet werden.

## Eile mit Weile: Best of Schnellimbiss

Der Gang zum nächsten Schnellimbiss, Bäcker, Metzger, Pizzastand, Hamburger-Bräter oder zur Döner-Bude gehört für viele von uns fast schon selbstverständlich zur Mittagspause dazu. Diese Aufzählung klingt nach trügerischer Abwechslung, die sie leider nicht bietet. Denn die meisten der dort gebotenen Snacks zeichnen sich nicht wirklich durch Nährstoffreichtum aus. Eine Bockwurst hat gefühlte 0 Vitamine und sticht dafür besonders in puncto Fett hervor, während bei Pizza zusätzlich Weißmehl und eine dicke Schicht (Analog-)Käse die Verdauung erschwert. Auch bei einem Blätterteig-Croissant kann einem leicht der Appetit vergehen, wenn man sich den Fettanteil deutlich vor Augen führt. Hamburger bieten zwar häufig zumindest eine Scheibe saure Gurke, die allerdings hauptsächlich dazu dient, uns von den leeren Kohlenhydraten abzulenken.

Trotz dieser Hürden lässt sich aber auch auf die Schnelle ein Imbiss finden, der mehr zu bieten hat. Belegte Brötchen mit Wurst oder Käse gibt es mittlerweile nahezu überall auch in einer Vollkorn-Variante. Die Alibi-Garnitur aus einem Salatblatt, etwas Gurke oder Tomate kann man vom Nährwert her meistens vergessen. Wer jedoch saure Gurken, Oliven oder frische Karotten im Büro vorrätig hat, kann sich so selbst behelfen.

Döner hingegen macht laut Werbung nicht nur angeblich schöner, sondern bringt auch Einiges an Smartfood-Potenzial mit. Lassen Sie sich einfach etwas weniger Soße und Fleisch geben, dafür mehr von dem frischem Salat und Gemüse – fertig! Auf diese Weise vermeiden Sie versteckte Fette. Das Brot besteht zwar in der Regel aus Weißmehl, aber von einem Schnellimbiss darf man schließlich auch nicht zu viel Gesundes erwarten.

## Bewegung für Körper und Geist

Sportliche Leser werden den Effekt vielleicht schon an sich selbst wahrgenommen haben: Nach einem Training ist man nicht nur gelassen und guter Stimmung, man hat oft auch die besten Ideen. Durch die Steigerung von Atmung und Durchblutung verbessert sich unsere Nährstoff- und Sauerstoffversorgung und die Ausschüttung von Antistresshormonen sorgt für allgemeines Wohlbefinden.

Bewegung sorgt auch dafür, dass wir Stress gegenüber widerstandsfähiger sind, da Stresshormone abgebaut werden. Und wer nach körperlicher Betätigung zufrieden mit sich selbst ist, fördert so die geistige Stärke und stabilisiert seine Stimmung. Viele Gründe sprechen also dafür, Bewegung in den Alltag einzubauen.

Auch wenn die normale Mittagspause oftmals zu kurz ist, um gut zu essen und sich danach noch ausgiebig sportlich zu betätigen: ein bisschen Bewegung lässt sich immer in den Arbeitsalltag einbauen, indem man Besorgungen zu Fuß oder mit dem Fahrrad erledigt, die Treppe statt des Lifts benutzt, ein Gespräch mit dem Kollegen nicht am

Telefon führt, sondern den Weg durchs Haus zu einem Besuch macht. Oder wie wäre es beispielsweise nach dem Mittagessen mit einem kleinen Spaziergang? Wer wenig Zeit hat, kann das Tempo – und zugleich den Effekt – erhöhen. Noch ein kleiner Tipp am Rande: Wenn Sie sich mit einem Problem herumschlagen und dessen Lösung einfach nicht finden: Gehen Sie im Büro auf und ab! Sie steigern so die Leistungsfähigkeit des Gehirns, erhöhen die Konzentration und bekämpfen die Müdigkeit.

Um das Biotief nach dem Mittagessen zu vermeiden, sollten Sie die folgenden Punkte berücksichtigen:

| Checkliste: Gegen das Biotief nach dem Mittagessen | |
| --- | --- |
| ▸ Nehmen Sie möglichst eine Auszeit von der Arbeit, auch wenn sie nur kurz ist. | ✓ |
| ▸ Auf die Pause sollte keinesfalls verzichtet werden. | |
| ▸ Auch wenn es schwer fällt, nehmen Sie sich genug Zeit zum Essen. | |
| ▸ Ernähren Sie sich ausgewogen & mit hohem Nährwert. | |
| ▸ Kauen Sie jeden Bissen gut. | |
| ▸ Vergessen Sie das Trinken nicht. | |
| ▸ Auch die Bewegung sollte nicht zu kurz kommen. | |

Diese Regeln ernst zu nehmen bedeutet, selbst eine kurze Pause optimal zur Leistungssteigerung zu nutzen. Wer denkt, keine Zeit dafür zu haben, sollte sich vor Augen führen, wie viel mehr Zeit ein Leistungseinbruch kostet.

# Snacks – Brainfood, Stressfood, Powerfood

Für die meisten von uns kommt früher oder später der Punkt, an dem man sich selbst belohnen möchte oder süßen Trost braucht. Was ist Ihre Belohnung für das gelungene Meeting oder der Rettungsanker im Meer der Akten? Ob ein Schokoriegel, ein cremiger Latte macchiato oder lieber Chips mit Cola – was immer es ist, eines haben die meisten dieser Zwischenmahlzeiten gemeinsam: Sie versorgen uns leider nicht dauerhaft mit Energie. Wie ein Strohfeuer lodern sie auf – zugegebenermaßen helle kleine Lichter im dunklen Arbeitsalltag. Doch in Bezug auf unsere Leistungsfähigkeit tun wir uns mit diesen Snacks keinen Gefallen.

Lange Zeit galt Traubenzucker als Wundermittel für möglichst schnelle Energie. Wer nur einen kurzen Energieschub braucht, kann auch getrost dazu greifen – doch eine anhaltende Leistungssteigerung ist mit Süßigkeiten allein nicht zu erzielen. Zwar gelangt der Zucker ohne Umwege direkt ins Blut und sorgt für den erhofften Schub, aber der Körper senkt mittels Insulin den Blutzuckerspiegel genauso schnell wieder ab – oft sogar unter das ursprüngliche Niveau. Diese Absenkung spüren wir wiederum als Leistungsabfall, meist verbunden mit Konzentrationsschwäche, Müdigkeit und sinkender Stimmung. Um das zu vermeiden, sollten also auch Pausen-Leckereien ganz bewusst danach ausgewählt werden, wie gut sie uns mit Nährstoffen und folglich mit Energie versorgen.

## Ursachenforschung: Hunger oder Frust?

Haben Sie sich über ein Telefonat geärgert? Funktioniert die neue Software mal wieder nicht? War das Meeting nur ein Zeitfresser ohne Ergebnis? Ein Grund findet sich eigentlich immer, um sich eine kleine Frustbremse gegen die Widrigkeiten des Arbeitsalltags zu gönnen. Doch leider ist genau das der Grund, warum wir so viele Ernährungssünden in puncto Snacks begehen. Stresssituationen, die diese Heißhungerattacken auslösen, lassen uns nicht immer rational denken und die richtige Entscheidung treffen. Da ist der Griff zu Schokoriegel, Gummibärchen oder Chips fast schon vorprogrammiert. Meistens folgt jedoch die Reue auf dem Fuße, denn solche Snacks versorgen uns leider nicht ausreichend mit Energie und das drohende Leistungstief reißt unsere Stimmung gleich mit in den Abgrund.

Wenn der nächste Heißhunger Sie packt, überlegen Sie also zunächst: Ist wirklich Hunger oder ein Mangel an Energie der Grund, etwas zu essen, oder soll die Snackpause nur über eine Frustphase hinweghelfen? Wenn Letzteres zutrifft, ist es umso wichtiger, dass Sie jetzt das Richtige in der richtigen Menge essen – damit nicht hinterher ein verdauungsbedingter Durchhänger für noch größeres Unbehagen sorgt.

## Trinken als Alternative

Oft genügt es auch schon, ganz bewusst und in aller Ruhe etwas zu trinken – im Sommer kühles Wasser, je nach

Geschmack mit oder ohne Kohlensäure oder aromatisiert mit Ingwerscheiben. Auch Leitungswasser kann eine echte Entdeckung sein. Die Trinkwasserqualität ist in Deutschland in den meisten Regionen überdurchschnittlich gut und frisch aus dem Hahn lässt es sich bestens temperieren. Im Winter hilft ein warmer Tee, zum Beispiel aus Ginkgoblättern oder Zitronengras aufgebrüht. Auch heißes Wasser mit frischem Zitronensaft und Honig ist eine gute Abwechslung in der kalten Jahreszeit und sorgt für einen Powerkick.

### Trinkschokolade de luxe

Wer die Möglichkeit hat, sich in der Büroküche Milch heiß zu machen, kann sich einen besonderen Genuss gönnen. Erhitzen Sie eine große Tasse Milch und schmelzen Sie darin zwei bis drei Stückchen Zartbitterschokolade. Je nach Geschmack lässt sich das gehaltvolle Getränk noch mit etwas Zucker, Chili, Vanille, Zitronen- oder Orangenschale, Muskatnuss, Nelke, Zimt oder Ingwer aromatisieren.

Auch ein Glas Tomaten- oder Gemüsesaft kann durchaus als Hungerstiller dienen. Der deftige Geschmack und die guten Inhaltsstoffe sorgen oft für einen Energieschub, der besonders gerne in Flugzeugen genutzt wird. Statistiken zeigen, dass Tomatensaft noch vor Bier eines der am häufigsten gewählten Getränke in der Luft ist. Auch Buttermilch ist eine gute Snack-Alternative. Sie ist erfrischend und kräftig, mit einem Fettgehalt von maximal 1 % belastet sie wenig und leistet so auf leichte Art erste Hilfe.

Steht zum Beispiel eine wichtige Konferenz an, können Sie sich auch eines Hilfsmittels bedienen, das in Sportlerkreisen gerne genutzt wird: Sogenannte Powerdrinks sind darauf abgestimmt, dem Körper nicht nur Flüssigkeit zuzuführen, sondern ihn zudem mit Nährstoffen zu versorgen. Viele dieser Durstlöscher enthalten neben Vitamin B1 auch andere Mineralstoffe. Allerdings empfiehlt es sich immer, einen Blick auf die Nährwertangaben zu werfen: Bei einem Zuckergehalt von mehr als 5 g auf 100 ml sollten Sie lieber zu einer Alternative mit Süßstoff greifen.

## Wie viel ist zu viel, wann wird es zu wenig?

Die Empfehlungen, wie viel wir täglich trinken sollten, variieren. Während man früher eigentlich nie zu viel Flüssigkeit zu sich nehmen konnten, ist man heute zu der Ansicht gelangt, dass mit einem Übermaß an Getränken auch wichtige Mineralien und Spurenelemente ausgespült werden.

Wer über den Tag verteilt ca. 1,5-2 Liter zu sich nimmt, verhindert auf jeden Fall einen Leistungsabfall durch Flüssigkeitsverlust. Sollte allerdings Ihr persönliches Durstgefühl mehr fordern, geben Sie dem nach. Macht sich der Durst erst einmal bemerkbar, ist der richtige Zeitpunkt, dem Körper Flüssigkeit zuzuführen, meist schon überschritten.

Dass das in puncto Leistung kontraproduktiv ist, hat eine Studie bewiesen. Probanden, die zu wenig tranken, konnten sich Informationen schlechter merken, handelten langsamer und konnten komplexe Zusammenhänge schwerer verstehen. Diese Leistungsdefizite wurden allerdings von den Versuchspersonen selbst nicht wahrgenommen – eine gefährliche falsche Selbsteinschätzung, wenn wichtige Entscheidungen im Berufsleben anstehen. Achten Sie also immer darauf, ein Getränk in Griffweite zu haben, denn oft lässt uns der Arbeitsalltag das Trinken einfach vergessen.

Ein gesundes Getränk ist also nicht nur ein natürlicher Wachmacher, verbunden mit einer bewusst geschaffenen, kleinen Ruhepause verhindert man auf diese Weise auch, aus den falschen Gründen etwas zu essen.

## Snacks für den Büro-Vorrat

Macht sich aber tatsächlich echter Hunger oder ein Defizit im Energiedepot bemerkbar, eignen sich für die kleine Pause zwischendurch besonders gut:

▸ Studentenfutter oder Nüsse,

▸ Trockenfrüchte oder Fruchtriegel,

▸ Obst (insbesondere Birnen oder Bananen),

▸ Vollkorn-Knäckebrot, Reis-Cracker, Vollkornkekse,

▸ Joghurt, Quark,

▸ Schokolade mit hohem Kakao-Anteil (ab 60 %),

▸ Müsliriegel mit wenig Zucker und hohem Vollkornanteil.

Diese Aufzählung sollte eigentlich für jeden Geschmack etwas bieten und die meisten der genannten Lebensmittel kann man auch im Büro ohne Probleme vorrätig haben. Mit ihren wertvollen Inhaltsstoffen werden sie außerdem den Begriffen unserer modernen Ernährungswelt –Brainfood, Stressfood oder Powerfood – gerecht. Dagegen machen Chips mit einem Fettgehalt von ca. 40 % oder Gummibärchen wirklich keine gute Figur – und das im doppelten Wortsinn!

## Chips im Fokus

Kartoffelchips sind einer der Snack-Klassiker mit Suchtpotenzial, deshalb lohnt es sich, sie exemplarisch etwas genauer zu betrachten. Geht es Ihnen auch so? Wer einmal zugreift, hat oft Mühe, sich wieder zu bremsen. Genau das ist von der Nahrungsmittelindustrie beabsichtigt. Denn neben dem Geschmack sollen möglichst alle Sinne angesprochen werden, um uns zum Konsumieren anzuregen. Dazu erforschen Spezialisten der Lebensmittelproduktion genauestens, wie ein Produkt möglichst viele Menschen anspricht. In aufwendigen Tests werden Knuspergeräusche, Aroma und Kaueigenschaften getestet und die ideale Krümelgröße wird genauestens berechnet, indem in sogenannten Crunchometern das Kauen simuliert wird. Danach wird das Produkt an die Meinung der breiten Masse angepasst. So sollen beim Verbraucher unbewusst alle Sinne angesprochen und beim nächsten Einkauf die Entscheidung beeinflusst werden. Aber mal ehrlich: Wer lässt sich denn schon gerne manipulieren, und sei es nur bei der Wahl des Büro-Snacks?

## Fettarm ist nicht immer besser

Am Beispiel von Milchprodukten wird sehr gut deutlich, wie die Lebensmittelindustrie uns mit immer neuen Produkten zum Kauf anregen will. Während sich beispielsweise Joghurt früher lediglich durch den Geschmack der zugegebenen Fruchtaromen unterschied, sind mittlerweile diverse andere Variationen auf dem Markt. Die Palette reicht hier von Produkten, die die Abwehrkräfte aktivieren sollen bis hin zu verdauungsfördernden Sorten. Inzwischen scheint es schon erwähnenswert, wenn ein Produkt möglichst unbehandelt ist und deshalb als „Naturjoghurt" deklariert wird. Im Zuge dieser Entwicklung werden auch verstärkt Quark- oder Joghurtsorten angeboten, die nur noch 0,1 % Fett enthalten. Natürlich ist es sinnvoll, wenn wir versuchen, Fett einzusparen. Allerdings enthält ein normaler Joghurt ohnehin nur 3,5 % Fett und zählt somit nicht gerade zu den fettreichsten Lebensmitteln. Lieber sollte man zum Beispiel bei der Sahne – die immerhin mit 30 % Fett aufwartet – sparen oder von Mortadella und Gorgonzola auf leichtere Wurst- und Käsesorten ausweichen.

Unter anderem ist Fett ja auch ein Geschmacksträger, sodass bei einer Verringerung des – ohnehin schon niedrigen – natürlichen Fettgehalts bei Joghurt häufig auf andere Art geschmacklich nachgeholfen wird. Das hat zur Folge, dass fettreduzierte Lebensmittel oftmals mehr Zucker, Aromastoffe oder Geschmacksverstärker enthalten. Ein Blick in die Nährwertangaben lohnt sich also bei „Light"-Produkten aller Art generell.

## Die Masse macht's

Der moderne Snack hat in unserem Sprachgebrauch schon lange die gute alte Zwischenmahlzeit abgelöst. Es ist jedoch wichtig, sich auch diesen Begriff vor Augen zu führen, wenn der kleine Hunger droht. Denn jetzt ist Maß halten besser als zugreifen.

Der Körper benötigt ca. 3-4 Stunden, um eine Hauptmahlzeit zu verdauen. Das entspricht in etwa auch unserem normalen Rhythmus von Frühstück, Mittagessen und Abendbrot. Für die Energie, die wir zwischendurch benötigen, sollten wir also ganz gezielt Lebensmittel in kleinen Portionen mit hohem Nähr- und Vitalstoffgehalt auswählen, die das Verdauungssystem nicht zusätzlich zu sehr belasten. Außerdem sollten zwischen der letzten großen Mahlzeit und dem Snack ca. 2 Stunden liegen. Das fügt sich nicht nur optimal in die Leistungskurve der meisten Menschen ein, sondern gibt dem Organismus auch Zeit, das letzte Essen teilweise zu verdauen.

### ! Sonnenscheinduft für gute Laune

Wer sich für eine Orange als Snack entscheidet, profitiert mehrfach, denn auch die Schale kann noch nützlich sein. Der Duft der in ihr enthaltenen ätherischen Öle wirkt erfrischend positiv auf unser Gemüt, er hat eine stimmungsaufhellende und beruhigende Wirkung. Knicken Sie die Schale einfach einige Male, damit sie ihr Aroma entfaltet. Ist die Orange unbehandelt, kann man zudem einige dünne Scheiben mit Schale abschneiden und dazu nutzen, um Wasser zu aromatisieren. So entsteht ein frisches Getränk, das nahezu kalorienfreien Genuss bringt.

# Alte Gewohnheiten gegen neue Energie

Wer sich nur schwer von lieb gewonnenen Gewohnheiten trennt, kann übergangsweise Altbewährtes und Smartfood bunt mischen. Eine Handvoll Gummibärchen gegen den Nachmittagsfrust ist okay, wenn man dazu Studentenfutter für die optimale Versorgung mit Nährstoffen isst. Eine große Tasse Kräutertee dient als Ausgleich für den cremigen Pausen-Cappuccino. Liebhaber heller Schokolade stellen sich leichter auf den Geschmack von dunkler Schokolade ein, wenn sie dazu zum Beispiel einen leicht gesüßten Espresso trinken. So kann man nach und nach auf nährstoffreichere Snacks umstellen und sich über einen höheren Energiepegel und das Ausbleiben des Biotiefs freuen.

## Smartfood: ein Selbstversuch

Zweiflern sei folgender Selbsttest empfohlen: Locken beim nächsten nachmittäglichen Biotief wieder einmal Chips oder Schokoriegel, heißt es beherzt zugreifen. Beobachten Sie aber danach Ihre Leistung, Konzentrationsfähigkeit und Stimmung kritisch und notieren Sie sich, wie lange es bis zur nächsten Heißhungerattacke bzw. zum Leistungseinbruch gedauert hat.

An einem anderen Tag mit vergleichbarer Arbeitsbelastung stellen Sie sich der Gegenprobe. Greifen Sie dann zum Beispiel auf Studentenfutter, Müsliriegel oder eine Banane zurück. Wieder folgt darauf der Selbsttest und die Beobachtung, wann Biotief und Heißhunger erneut lauern.

Sie werden sehen: Es ist verblüffend, wie viel länger Körper und Geist Energie aus Nahrung mit Nährstoffen ziehen können. Diesen Vorteil sollten Sie nicht zugunsten leerer Kalorien verschenken.

**!**

### Klarer Verstand dank Kardamom

Geben Sie dem nächsten Biotief Kontra mit Kardamom. Wer einige Samenkörner dieses als Gehirntonikum geltenden Gewürzes kaut, bekommt nicht nur einen frischeren Atem, sondern kann sich auch besser konzentrieren und fühlt sich belebt, erfrischt und motiviert. Kardamom verhilft zu Klarheit der Gedanken und verstärkt die Leistungsfähigkeit des Gedächtnisses.

## Deftig oder Naschwerk?

Snacks lassen sich hervorragend in zwei Kategorien einteilen: süß oder salzig. Abhängig von der Tageszeit, dem eigenen Geschmack, der aktuellen Form und vielen anderen Faktoren, bieten sie für jeden etwas, wie die nachfolgenden Rezepte zeigen.

# Snacks mit Würzkraft

## Würzige Knabbermischung: Pikante Verpackung für Omega-3-Fettsäuren

> *Zutaten für ca. 6 Portionen:*
>
> ▸ *1 Ei*
> ▸ *1 TL Teriyaki-Soße*
> ▸ *1 - 1 ½ TL chinesisches 5-Gewürze-Pulver (oder Curry)*
> ▸ *¼ TL Salz*
> ▸ *¼ TL milde Chili-Flocken*
> ▸ *60 g brauner Rohrzucker*
> ▸ *300 g gemischte Nüsse und Kerne (z.B. Cashews, Walnüsse, Para-, Macadamia-, Hasel- oder Erdnüsse, Mandeln, Sonnenblumen-, Pinien- oder Kürbiskerne - je nach Geschmack)*

Backofen auf 150°C vorheizen, ein Backblech mit Backpapier auslegen. Das Ei trennen (Eigelb anderweitig verwenden) und das Eiweiß mit der Teriyaki-Soße und den Gewürzen schaumig schlagen, dabei nach und nach den Zucker einrieseln lassen. Nüsse und Kerne zufügen und gut verrühren, bis alles gut mit der Gewürzschicht überzogen ist. Gleichmäßig auf das vorbereitete Blech verteilen und im vorgeheizten Ofen ca. 40 Minuten trocknen lassen. Dabei nach der Hälfte der Zeit verrühren bzw. wenden, damit die Nüsse nicht zu viel Farbe bekommen. Vor dem Servieren auf dem Blech abkühlen lassen.

Zubereitungszeit: ca. 10 Minuten + 40 Minuten Backzeit

## Pizza-Riegel: Körner-Power mit Geschmack

*Zutaten für 8 Riegel:*

- *100 g Schinken (roh oder gekocht je nach Geschmack)*
- *150 g kernige Haferflocken, 50 g zarte Haferflocken*
- *100 g Vollkornmehl*
- *50 g Pinienkerne*
- *50 g Sonnenblumenkerne*
- *100 g geriebener Parmesan*
- *1 Ei*
- *1 EL getrockneter Oregano, Salz, Pfeffer*
- *100 g passierte Tomaten*
- *20 ml Olivenö*

Backofen auf 160°C vorheizen, ein Backblech mit Backpapier auslegen. Schinken würfeln, mit Haferflocken, Mehl, Pinien- und Sonnenblumenkernen, Parmesan, Ei, Tomaten und Öl in einer Schüssel mischen und alles gründlich verkneten. Mit Oregano, Salz und Pfeffer würzen.

Aus der Masse 8 Riegel formen und diese auf dem vorbereiteten Blech im vorgeheizten Ofen etwa 35 Minuten backen, danach auf einem Kuchengitter auskühlen lassen.

Zubereitungszeit: 15 Minuten + 35 Minuten Backzeit

Statt der deftig-kernigen Riegel kann man auch kleine Bällchen formen und auf Zahnstocher spießen, das wird der Renner auf der nächsten Büro-Party.

## Kartoffel-Kekse mit Kräuterwürze: Pausenfüller der leckeren Art

*Zutaten für ca. 20 Kekse:*

▸ *ca. 10 getrocknete Tomaten in Öl*
▸ *150 ml Wasser, 50 g Butter*
▸ *120 g zarte Haferflocken*
▸ *2 EL Weizen-Vollkornmehl*
▸ *3 Eier*
▸ *1 Knoblauchzehe (falls gewünscht)*
▸ *250 g gekochte Kartoffeln vom Vortag*
▸ *3 - 4 EL getrocknete Kräuter der Provence*
▸ *75 g Schinkenwürfel*
▸ *Salz, Pfeffer, Paprika, Cayennepfeffer*

Backofen auf 200°C vorheizen, ein Backblech mit Backpapier auslegen. Getrocknete Tomaten würfeln. Wasser und Butter erhitzen, den Topf vom Herd nehmen und Haferflocken, Mehl und Eier hinzufügen. Die Mischung so lange rühren, bis sich der Teig gut vom Topfrand löst. Knoblauch schälen und in die Masse pressen. Die Kartoffeln durch die Spätzlepresse drücken oder zerstampfen und zusammen mit Tomaten- und Schinkenwürfeln zum Teig geben, mit Kräutern, Salz, Pfeffer, Paprika und Cayenne würzen.
Teighäufchen auf das vorbereitete Backblech setzen, glatt streichen und im vorgeheizten Ofen etwa 15 Minuten goldbraun backen. Vor dem Servieren auskühlen lassen.

Zubereitungszeit: 20 Minuten + 15 Minuten Backzeit

## La dolce vita

Der Nachmittag ist die traditionelle Zeit für Kaffee & Kuchen. Dass es durchaus leckere Alternativen zu diesem Klassiker gibt, zeigen die folgenden Rezepte, die sich den süßen Seiten des Lebens widmen. Anders als industriell gefertigte Süßwaren bieten sie nicht nur Genuss für zwischendurch, sondern haben auch einen positiven Einfluss auf unsere Leistungsfähigkeit. Generell ist wichtig, dass man sich Süßigkeiten nicht komplett verbietet, denn auf Dauer kann das nicht gut gehen (es sei denn, Sie mögen Süßes überhaupt nicht). Eine Art der Ernährung, die wir nicht mögen, lässt sich auch nicht lange durchhalten, dazu ist uns Geschmack zu wichtig. Süßes mit Sinn ist also wichtig, um sich langfristig auf eine gesündere Ernährungsweise umzustellen.

## Schokoladengenuss gestattet

Jeder, der schon einmal eine Diät gemacht hat, kennt aus eigener Erfahrung die mentalen Tiefpunkte, die dauerhafter Verzicht mit sich bringt. Es fällt eben einfach zu schwer, immer nur diszipliniert zu sein und der Heißhunger danach macht die Erfolge ohnehin schnell zunichte.

Schokolade ist ähnlich wie Kaffee ein Lebensmittel, das viele Menschen mit positiven Effekten in Verbindung bringen. Dagegen spricht auch nichts, solange der Genuss im Vordergrund steht und nicht gedankenloser Konsum, der ausgelöst wird durch ein akutes Gefühl der Überforderung, aus Frust, um ein Problem zu überdenken oder als Rettungsring in einem mentalen Tief. Das sind Situationen, in denen wir selten vorher überlegen, was oder wie viel uns gut tut.

Um zu verhindern, dass Zuviel des Guten Schlechtes bewirkt, empfiehlt es sich, von vornherein auf dunkle Schokolade umzustellen. Sie hat sehr viel mehr Pluspunkte zu bieten als ihr hellerer Vollmilch-Bruder. Weniger Zucker, weniger Transfette, mehr Geschmack und Nährstoffe durch höheren Kakaoanteil - das alles spricht für dunkle Schokolade. Und mehr Kakao bedeutet, dass auch der Anteil der Stoffe steigt, die sich positiv auf das Gehirn auswirken. Das im Kakaopulver enthaltene Theobromin hat - zusammen mit anderen Inhaltsstoffen - eine stimmungsaufhellende Wirkung, darüber hinaus ist es dauerhaft anregend. Dunkle Schokolade wirkt also gewissermaßen wie ein natürliches, nicht rezeptpflichtiges Antidepressivum. Der totale Verzicht auf Schokolade wäre auf Dauer mental viel zu anstrengend für die meisten von uns und wird überflüssig, wenn man auf dunkle Sorten umstellt.

Schon vor Tausenden von Jahren kannten die Azteken die kräftigende Wirkung, die Schokolade in Verbindung mit Gewürzen hat, und nutzten sie in unterschiedlichen Rezepturen. So entstand zum Beispiel eine Art dickflüssiger Kakao aus viel Schokolade und wenig Milch, der mit Ingwer, Zitronenschale, Zimt, Muskatnuss, Vanille und Nelken gewürzt wurde. Schon der Geruch dieses Getränks (Sie finden das Grundrezept auf Seite 85.) lässt Meetingstress verblassen!

## Konferenz-Kekse & Co.

Endlos zieht sich die Sitzung hin und mit zunehmender Dauer gewinnt der Plätzchenteller immer mehr an Attraktivität – das kennen die meisten von uns. Wer jetzt jedoch zugreift, darf sich nicht wundern, wenn im weiteren Verlauf die Konzentration ab- und die Müdigkeit zunimmt. Denn eines haben die meisten Konferenz-Kekse gemeinsam: Einer offensichtlich geheimen DIN-Norm für Bürositzungen entsprechend, bieten sie so gut wie keine Vital- oder Nährstoffe, dafür jede Menge Fett, Zucker und Weißmehl, deren Auswirkungen auf die Leistungsfähigkeit entsprechend negativ sind.

# Süße Ideen für die Pause zwischendurch

## Knusper-Gewürz-Konfekt: Gesundes kann auch lecker sein

*Zutaten für ca. 40 Pralinen:*

▸ *200 g Zartbitter-Schokolade (mindestens 60 % Kakaoanteil)*

▸ *1 EL Butter*

▸ *100 g gemischte Nusskerne*

▸ *50 g getrocknete Früchte (z.B. Cranberrys, Ananas)*

▸ *1 Vanillestange, Kardamom-Samen*

▸ *gemahlener Safran, 1 Prise Salz, Muskatnuss*

▸ *50 g Vollkorn-Cornflakes (ersatzweise Haferflocken)*

Ein Backblech mit Backpapier auslegen. Schokolade zusammen mit der Butter schmelzen, dabei nicht zu heiß werden lassen. Inzwischen Nüsse mundgerecht hacken, Früchte würfeln. Die Vanilleschote der Länge nach halbieren, das Mark auskratzen und zur geschmolzenen Schokolade geben. Kardamom fein mörsern oder mahlen und zusammen mit Safran, Salz und frisch geriebener Muskatnuss ebenfalls zur Schokolade geben. Nüsse, Früchte und Cornflakes zugeben und sehr gut verrühren, so dass alles mit Schokolade überzogen ist.

Mit einem Teelöffel Portionen abnehmen und auf das vorbereitete Blech setzen. Vor dem Servieren erkalten lassen.

Zubereitungszeit: ca. 25 Minuten

## Kardamom-Kakao-Muffins: Stressresistent dank bester Zutaten

*Zutaten für ca. 6 Stück:*

▸ *75 g getrocknete Mango und Cranberrys,*

▸ *1 reife Banane*

▸ *50 g weiche Pflanzen-Margarine oder Butter*

▸ *½ Zitrone*

▸ *75 g Walnusskerne (oder andere Nüsse)*

▸ *50 ml Milch, 50 ml Wasser*

▸ *50 g brauner Rohrzucker*

▸ *1 Ei*

▸ *150 g Dinkel-Vollkornmehl*

▸ *12-14 Kardamom-Samen, 1 EL Kakaopulver, 1 Prise Salz*

Backofen auf 175° vorheizen, eine Muffinform mit 6 Mulden mit Papiermanschetten auslegen oder einfetten. Mango und Cranberrys in mundgerechte Stücke schneiden, mit dem Wasser einmal aufkochen lassen, die geschälte Banane mit der Gabel zerdrücken und zufügen, Margarine unterrühren. Schale der Zitrone dünn abraspeln, Saft auspressen. Nüsse grob hacken. Alles zusammen mit Milch, Zucker, Ei und Mehl mit der Fruchtmasse mischen. Kardamom im Mörser zerstoßen, zusammen mit Kakao und Salz unterheben und alles glatt verrühren. Den Teig in gleichmäßigen Portionen in die vorbereitete Form füllen und im vorgeheizten Ofen etwa 25 Minuten goldbraun backen. Vor dem Servieren in der Form auskühlen lassen.

Zubereitungszeit: 25 Minuten + 25 Minuten Backzeit

## Karibischer Knabber-Riegel: Tropisch köstlich

### *Zutaten für ca. 24 Riegel:*

- *50 g Walnusskerne*
- *50 g getrocknete Ananas*
- *1 Banane*
- *50 g Kokoschips, 50 g Sesamkörner*
- *250 g kernige Haferflocken (oder Cornflakes)*
- *50 ml Maracuja- oder Multivitaminsaft (ohne Zucker-zusatz)*
- *50 g Honig*
- *125 g weiche Pflanzen-Margarine oder Butter*
- *2 Eier*
- *1 Prise Salz, gemahlener Kardamom, Zimtpulver, ge-mahlene Muskatnuss, Anispulver (je nach Geschmack)*

Nüsse grob hacken, Ananas fein würfeln. Banane schälen und das Fruchtfleisch möglichst fein zerdrücken. Kokoschips mundgerecht zerkleinern. Alle Zutaten gut vermischen und ca. 10 Minuten ruhen lassen. Inzwischen den Backofen auf 180° C vorheizen und eine Form (ca. 24 x 30 cm) mit Backpapier auslegen. Die Masse etwa 1 cm hoch auf das Blech streichen und im vorgeheizten Ofen ca. 20 Minuten backen lassen. Danach auskühlen lassen und in Riegel schneiden.

Nach Wunsch zum Verzieren noch die Schmalseiten der Riegel in geschmolzene Zartbitterschokolade tauchen.

Zubereitungszeit: ca. 30 Minuten + 20 Minuten Backzeit

## Hildegards Intelligenz- und Nervenkekse: Aromatisches Gebäck, das alle Sinne anspricht

*Zutaten für ca. 30 Stück:*

‣ *300 g Dinkel-Vollkornmehl*

‣ *2 - 3 EL Wasser*

‣ *150 g weiche Pflanzen-Margarine*

‣ *4 TL Backpulver*

‣ *75 g gemahlene Mandeln*

‣ *75 g brauner Rohrzucker*

‣ *1 Ei*

‣ *3 TL Zimtpulver, 3 TL geriebene Muskatnuss, ½ TL ge-mahlene Gewürznelken, 1 Prise Salz*

Backofen auf 175° vorheizen, ein Backblech mit Backpapier auslegen oder einfetten. Aus allen Zutaten einen geschmeidigen Teig kneten, zu einer Rolle formen und in Scheiben schneiden. Die Kekse auf dem vorbereiteten Backblech im vorgeheizten Ofen ca. 10 bis 15 Minuten backen. Vor dem Servieren auskühlen lassen.

Zubereitungszeit: ca. 10 Minuten + 10 Minuten Backzeit

Dieses Rezept kann auf eine lange Tradition zurückblicken: Bereits vor über 800 Jahren hat Hildegard von Bingen es erfunden und dazu vermerkt: „Diese Kekse schaffen ein fröhliches Gemüt, frohen Mut, ein fröhliches Herz und stärken die Nerven".

## Apfelkekse: Naschkatzentaugliche Ballaststoffe

### Zutaten für ca. 60 Plätzchen:

▸ *75 g getrocknete Apfelringe*
▸ *25 g getrocknete Aprikosen*
▸ *100 ml Apfelsaft (ohne Zuckerzusatz)*
▸ *150 g Dinkelmehl*
▸ *125 g zarte Haferflocken*
▸ *1/2 TL Backpulver*
▸ *50 g Apfelsüße (ersatzweise brauner Rohrzucker)*
▸ *1 EL Honig*
▸ *125 g weiche Butter*
▸ *1 TL geriebene Zitronenschale, 1 Prise Salz*

Trockenobst fein würfeln und mit dem Saft übergießen, ca. 30 Minuten ziehen lassen (auch über Nacht).

Backofen auf 180° C vorheizen, ein Backblech mit Backpapier auslegen. Sollte der Saft nicht komplett eingezogen sein, überschüssige Flüssigkeit abgießen. Mehl mit Haferflocken, Backpulver und Apfelsüße mischen. Honig, Fett in Flöckchen, Obst, Zitronenschale und Salz zugeben und alles zu einem festen Teig verkneten. Mit einem Löffel Teigportionen abnehmen und auf das vorbereitete Blech setzen. Im vorgeheizten Ofen ca. 15 Minuten backen, danach abkühlen lassen. Nach Wunsch können die Kekse noch mit einer Mischung aus Puderzucker und Apfelsaft glasiert werden.

Zubereitungszeit: 15 Minuten + 15 Minuten Backzeit

## Kraft-Kekse mit Studentenfutter: Bringen verbrauchte Energie zurück

*Zutaten für ca. 30 Plätzchen:*

▸ *175 g Studentenfutter (ersatzweise gemischte Nusskerne und Trockenfrüchte nach eigenem Geschmack)*

▸ *100 g weiche Sonnenblumenmargarine oder Butter*

▸ *2 Eier*

▸ *125 g glattes Vollkornmehl*

▸ *1 TL Backpulver*

▸ *125 g brauner Rohrzucker*

▸ *1 Päckchen Vanillezucker*

▸ *1 Prise Salz, ½ TL gemahlener Zimt*

▸ *150 g Haferflocken (zart)*

Backofen auf 180° C vorheizen, ein Backblech mit Backpapier auslegen. Studentenfutter in mundgerechte Stücke hacken. Alle Zutaten miteinander möglichst gut verrühren. Kleine Teigportionen mit etwas Abstand (gehen beim Backen auseinander) auf das vorbereitete Backblech setzen und im vorgeheizten Ofen ca. 15 Minuten backen. Vor dem Servieren auskühlen lassen.

Zubereitungszeit: 10 Minuten + ca. 15 Minuten Backzeit

Die folgende Checkliste hilft Ihnen dabei, snackbedingte Leistungstiefs zu vermeiden.

| Checkliste: Snacks gegen Leistungstiefs | |
|---|---|
| ▸ Prüfen Sie zuerst, ob Sie wirklich hungrig oder nur gefrustet sind. Handeln Sie entsprechend. | ✓ |
| ▸ Achten Sie darauf, dass der Snack wirklich nur eine „Zwischen"-Mahlzeit ist. | |
| ▸ Die Nährstoffversorgung sollte im Vordergrund stehen. | |
| ▸ Beugen Sie vor allem Flüssigkeitsmangel vor. | |
| ▸ Achten Sie darauf, dass genug Zeit seit der letzten Mahlzeit vergangen ist. | |
| ▸ Genießen Sie Süßes mit Sinn. | |
| ▸ Die Nahrung sollte den Darm nicht zu sehr belasten. | |

Selbstkritisch das eigene Befinden prüfen und danach handeln ist der erste Schritt, um das gewünschte Ergebnis mit einem Snack zu erzielen – so viel Zeit muss sein.

# Abendessen – Unbeschwert in den Feierabend starten

Jeder Arbeitstag geht einmal zu Ende – und sei er auch noch so lang, hektisch und kräftezehrend. Dann beginnt der für viele schönste Teil des Arbeitslebens: der Feierabend. Wer sich bis zu diesem Punkt leistungsbewusst ernährt hat, dem steht auf jeden Fall ein schwungvoller Start in den geruhsamen Teil des Alltags bevor. Schon das deutsche Wort für diese Tageszeit zeigt an, dass es sich dabei um etwas Besonderes handelt, denn es entstand aus der ursprünglichen Bezeichnung für den Vorabend eines Feier- oder Festtags. Den Feierabend nach jedem Werktag wie ein Fest zu „zelebrieren", ist jedoch nahezu unmöglich. Häufig fehlt die Zeit, die Stimmung ist im Keller oder die Anforderungen des nächsten Tages ziehen wie dunkle Wolken drohend am Horizont auf. Diese Tageszeit möglichst gut zur Regeneration von Körper, Geist und Seele zu nutzen, ist hingegen ein Ziel, das man sich schon im eigenen Interesse stecken sollte. Fit zu sein und fit zu bleiben, muss aus eigener Motivation angestrebt werden, wenn man erfolgreich dabei sein will.

Dass es mit der Fitness am Feierabend jedoch schwer sein kann, stellt man spätestens dann fest, wenn man nach dem Genuss von Pizza und Chips kraftlos auf dem Sofa liegt und schon der Griff zur Fernbedienung anstrengend wird. Was man isst, ist also auch jetzt noch wichtig, damit nicht sämtliche Energie zum Verdauen benötigt wird. Wer als einzigen Freizeitsport abends Extrem-Couching betreibt, sollte als Ausgleich zumindest das Abendessen möglichst leicht auswählen.

# Selbst gemacht kontra Fertigprodukt

Als logische Folge der steigenden Belastung im Arbeitsleben ist unsere Freizeit knapp und wertvoll geworden. Warum sollten wir sie dann teilweise in der Küche verbringen, wo es doch Fertigprodukte für nahezu jeden Geschmack auf dem Markt gibt? Die Antwort ist einfach: Weil wir es uns wert sind! Das klingt zwar etwas platt, trifft aber den Kern der Sache. Es fällt schwer, sich auf industriell Vorgefertigtes zu verlassen, wenn bekanntlich die besten Inhaltsstoffe in frischen Produkten stecken. Und so einzigartig wie jeder Mensch ist auch der individuelle Geschmack. Warum sollte man also dem Diktat der breiten Masse – nach deren Gusto letztlich Fertigprodukte immer abgestimmt sind – folgen? Das heißt natürlich nicht, dass der Feierabend durch stundenlanges Einkaufen und Kochen noch mehr verkürzt werden soll. Bei Gemüsegerichten kann man deshalb auch auf Tiefkühlprodukte zurückgreifen. Sie haben häufig einen vergleichbar guten Vitamingehalt wie frische Ware bei deutlich geringerem Arbeitsaufwand. Allerdings sollte es nur das reine Gemüse sein, ohne Sahnesoße oder Butterummantelung.

Wenn wir ein bisschen mehr Zeit als üblich investieren, bringt das schon sehr viel mehr Nutzen, da wir mehr Nährstoffe aus unserer Nahrung ziehen können. Die Eigeninitiative, die wir dafür aufbringen müssen, rechnet sich durch mehr Leistung und Konzentration. Kochen kann – schon weil es sich durch die Tätigkeit deutlich vom Büroalltag unterscheidet – auch etwas Entspannendes sein und so als Übergang vom anstrengenden Arbeitstag in den geruhsamen Feierabend genutzt werden.

## Den eigenen Geschmack wieder entdecken

Wie die Lebensmittelindustrie unsere Kaufentscheidung mit viel Aufwand zu beeinflussen versucht, zeigt das Beispiel Kartoffelchips (siehe Seite 88). Leider hat das auch zur Folge, das unser Geschmackssinn immer mehr zur Massenware verkommt, weil vorverarbeitete Lebensmittel uns vorgaukeln, dass es eben so und nicht anders zu schmecken hat. Hoch technisierte Abläufe in der Nahrungsmittelproduktion sorgen dafür, dass der Geschmack eines bestimmten Produktes stets gleich ist und dessen Wiedererkennungswert ausmacht. Unsere Sinne verkümmern deshalb im Alltag leider häufig irgendwo zwischen Gewohnheit, Stress und dem Einerlei industriell hergestellter Speisen. Schon jetzt beträgt der Anteil bereits verarbeiteter Nahrungsmittel durchschnittlich mehr als 80 Prozent – nicht nur dank Tütensuppen & Co., sondern auch wegen vermeintlich gesunder Lebensmittel wie bereits geschnittenem „frischem" Obst oder Gemüse, das uns im Supermarkt zwischen Styropor und Cellophan anlockt. Erfreulicherweise gehen immer mehr Hersteller dazu über, auf Geschmacksverstärker und/oder Konservierungsstoffe zu verzichten und tragen so dem Wunsch vieler Verbraucher nach unbelasteten Lebensmitteln Rechnung.

Es gilt also, den eigenen Geschmack wieder zu entdecken. Jeder von uns hat eine Art Kopfbibliothek der Genüsse, die sich aus den Erfahrungen zusammensetzt, die wir uns im Laufe eines Lebens erschmeckt haben. Um diese mit guten Eindrücken zu bestücken, sollte man sich wieder stärker an den Jahreszeiten orientieren und die jeweiligen Produkte frisch nutzen. Natürlich erscheinen Erdbeeren im Februar als verlockender Vorbote des ersehnten Frühlings, die Enttäuschung stellt sich allerdings oft schon nach dem ersten Bissen ein. Wer sich die Vorfreude auf die ersten Früchte aus der Region erhalten kann, wird dafür mit deutlich mehr Genuss (und nebenbei mit einer besseren Umweltbilanz) belohnt. Außerdem bleibt so der Eintrag in puncto Erdbeeren in unserem Geschmacksverzeichnis positiv und wird nicht von negativen Erfahrungen mit unreifen Früchten überlagert. Aussehen, Duft und Aroma einer Mahlzeit sollten wir also möglichst wieder ganz bewusst registrieren und als Datensatz in unserem Genussarchiv ablegen.

Hirnforscher haben herausgefunden, dass ein Training der Sinne sich auch auf das Gehirn auswirkt, das je nach Nutzung ständig seine Strukturen verändert und sich anpasst. Sinnliche Erfahrungen – zu denen Essen & Trinken zählen – sorgen dafür, dass die Verknüpfungen zwischen den Nervenzellen sich vermehren bzw. verbreitern und so letztlich das Hirnvolumen zunimmt. Wer also lernt, wieder mit allen Sinnen zu genießen, tut sich nicht zuletzt aus Sicht der Hirnforschung etwas Gutes.

## Ein Gläschen in Ehren …

Gut gekühlter Riesling, ein frisches Bier oder rot schimmernder Bordeaux – die meisten Diäten verbieten alle diese Genüsse rundweg. Das ist jedoch meist die beste Voraussetzung dafür, dass wir erst recht unseren Appetit darauf entdecken. Es gilt also auch hier wieder einmal, Gut und Schlecht gegeneinander abzuwägen.

Positiv ist anzumerken, dass alkoholische Getränke ein schönes Essen in netter Atmosphäre abrunden können oder häufig auch den Effekt einer kleinen Belohnung haben. Auch aus gesundheitlicher Sicht lässt sich Beruhigendes vermelden: So ist zum Beispiel das sogenannte „französische Paradoxon" offensichtlich dem mäßigen Genuss von Rotwein zu verdanken. Mit diesem Ausdruck bezeichnen Forscher die Tatsache, dass Franzosen trotz fettreicher Ernährung und durchschnittlich höherem Weinkonsum ein geringeres Risiko gewisser Herz-Kreislauf-Erkrankungen haben – dies wird teilweise dem gefäßerweiternden Effekt des Alkohols und den im Wein enthaltenen Antioxidantien zugeschrieben.

Aber auch Biertrinker können aufatmen. Nicht umsonst genießen Sportler nach dem Training gerne ein kühles Weizenbier und preisen es als isotonisches Getränk, das dabei hilft, die leeren Energiespeicher wieder aufzufüllen. Was nach Übertreibung klingt, ist gar nicht so weit hergeholt. Die im Weizen- oder Weißbier enthaltenen Mengen positiver Inhaltsstoffe wie Magnesium, Kalium und diverse B-Vitamine helfen tatsächlich dabei, dem Körper Verbrauchtes zurückzugeben – egal, ob nach dem Sport oder einem langen Arbeitstag.

Die Schattenseiten von Alkoholgenuss und -missbrauch sind die Schädigung der Körper- und Nervenzellen, die negativen Auswirkungen auf den Hirnstoffwechsel sowie Einschränkungen der Reaktions- und Denkfähigkeit. Außerdem besteht – wie bei allen Genussmitteln – natürlich ein nicht zu unterschätzendes Suchtpotenzial. Aus ernährungstechnischer Sicht ist sicherlich auch der hohe Kaloriengehalt von Alkohol negativ zu verbuchen.

Ähnlich wie schon bei Kaffee und Schokolade gibt es also auch beim Thema Alkohol reichlich Pro und Contra. Natürlich ist übermäßiger Genuss keinesfalls empfehlenswert und in diesem Fall sogar gesundheitsschädlich. Wer sich aber den Feierabend mit einem wohlverdienten Gläschen in Ehren verschönern will, sollte das ruhig tun.

## Alkohol nicht als Durstlöscher trinken

Damit es wirklich bei einem (oder auch 1 ½) Glas bleibt, kann man sich einige Tricks zunutze machen. Trinken Sie zum Beispiel vorab zunächst ein Glas Wasser, damit der Alkohol nicht als Durstlöscher herhalten muss. Wer gerne Küchenwein zum Kochen trinkt, sollte sich eine Weinschorle mixen. Biertrinker weichen am besten auf die gemischte Version eines Radlers bzw. Alsterwassers aus. Zum Essen kann dann die unverdünnte Version des gewählten Getränks ohne Reue genossen werden.

Allgemein sollte man zu jedem alkoholischen Getränk möglichst immer auch ein Glas Wasser trinken. Die zusätzliche Flüssigkeit verdünnt den Alkohol, verzögert so die eintretende Müdigkeit und mildert negative Begleiterscheinungen – in ihrer ausgeprägtesten Form als Kater bekannt. Der Griff zum Wasserglas verhindert zudem, dass man Wein oder Bier zu schnell trinkt und zu oft nachfüllt.

# Die Nacht ist nicht allein zum Schlafen da

Um auch in der Nacht die nötige Ruhe zu finden und erfrisch in den nächsten Tag zu starten, sollte man zwischen Abendessen und Schlafengehen mindestens 2 Stunden Zeit einplanen. So stellen Sie sicher, dass der Körper die größte Verdauungsarbeit bereits geleistet hat und im Schlaf ausreichend Erholung findet, um sich zu regenerieren und leistungsfähig zu bleiben.

## Anti-Stress-Duft

Nach dem Stress eines Arbeitstages fällt es manchmal schwer, umzuschalten und den Feierabend gebührend zu genießen. Ein gutes Mittel zum Entspannen ist der Duft von Zimt, dessen positive Wirkung in der Aromatherapie genutzt wird. Sein Geruch steigert das Wohlbefinden, erfrischt die Nerven, verbessert die Stimmung und regt an, ohne aufzuregen. Der Geist wird aktiviert, Frustration und negative Gedanken treten in den Hintergrund, heitere Gelassenheit stellt sich ein.

Wie wichtig Schlaf für unser Wohlbefinden ist, hat jeder schon einmal gemerkt, der zu wenig davon hatte. So beeinflusst Schlafmangel unser Gedächtnis negativ, wobei es uns dann auch deutlich schwerer fällt, Entscheidungen zu treffen. Einer Studie zufolge wirkt sich unser Schlaf direkt auf die Leistungsfähigkeit des Gehirns aus, besonders in puncto Verarbeitung und Speicherung von Informationen. Auch unser Immunsystem, der Stoffwechsel und die Hormonausschüttung werden durch Dauer und Qualität des

Schlafes beeinflusst – im besten Falle positiv. Außerdem können sich unsere Organe in der Nacht von der Arbeit, die sie während des Tages leisten, erholen.

Um all diese positiven Effekte des Schlafes voll ausschöpfen zu können, sollte man also möglichst unbelastet in die Nacht starten. Wer sich kurz vor dem Zubettgehen noch eine schwere, fettige Mahlzeit genehmigt, erschwert sich damit selbst die notwendige Erholungsphase. Die Kraft, die der Darm zur Verdauung benötigt, fehlt dann an anderer Stelle zur Regeneration.

## Den Baukasten an den Feierabend anpassen

Um beim Abendessen eine Brücke des Genusses zwischen Hunger und Entlastung des Verdauungssystems zu schlagen, gilt es, das Richtige aus unserem Smartfood-Baukasten auszuwählen. Wer seinen Körper auf den Stand-by-Modus der Nacht vorbereiten will, sollte dabei zuallererst die tagsüber so wertvollen und wichtigen Vollkornprodukte meiden. Sie beeinflussen den Blutzuckerspiegel langfristig, was in der Nacht besser vermieden werden sollte.

Damit der Feierabend zur Happy Hour wird, ist also leichte Kost angesagt. Das Fundament für die abendliche Mahlzeit bilden daher Gemüse oder Salat, von denen man eigentlich nie zu viel essen kann. Reis, Nudeln, Kartoffeln sind die sättigenden Bausteine, die auf leckere Art Kohlenhydrate ins Spiel bringen. Fisch oder Fleisch sind die ergänzenden „Sahnehäubchen", um aus der Mahlzeit ein Mahl werden zu lassen. Zusätzlich können Kräuter und Gewürze ganz nach eigenem Geschmack für Würze sorgen.

Ob aus diesen Zutaten im Sommer ein großer Salat oder ein südlich-inspiriertes Pasta-Gericht wird oder sie im Winter einen wohlig-wärmenden Eintopf bilden, ist je nach Saison, Laune und Tagesform zu entscheiden. Die nachfolgenden Rezepte sollen Anhaltspunkte und Inspiration geben.

Läuten Sie den Feierabend mit leicht verdaulichem Essen ein, um Ihrem Körper die optimale Nutzung der nächtlichen Regenerationsphase zu ermöglichen.

| Checkliste: Abendessen für eine erholsame Nacht | |
| --- | --- |
| ▸ Planen Sie vor dem Schlafengehen genug Zeit für die Verdauung ein. | ✓ |
| ▸ Vermeiden Sie schwere Mahlzeiten. | |
| ▸ Beachten Sie, dass Alkohol ein Genussmittel ist und daher bewusst getrunken werden sollte. | |
| ▸ Sorgen Sie mit ausreichend Wasser oder anderen Getränken für einen Ausgleich. | |

# Abendessen-Rezepte mit Mehrwert

## Asiatische Rindfleischsuppe: Wärmt Leib & Seele

*Zutaten für 2 Portionen:*

▸ *250 g Hüftsteak vom Rind*

▸ *150 g Wok- oder Asia-Gemüse, tiefgekühlt*

▸ *400 ml Rinderfond oder -brühe*

▸ *250 ml Wasser*

▸ *1 EL Sojasauce, 1 EL Weinessig*

▸ *Pfeffer, Chili-Flocken mild*

▸ *2-3 Stiele Thai-Basilikum (oder Koriandergrün/Basilikum)*

▸ *1 Limette*

▸ *100 g Glasnudeln (ersatzweise Reisnudeln)*

Das Fleisch quer zur Faser in möglichst dünne Streifen schneiden. Gemüse zusammen mit Brühe, Wasser und Sojasauce einmal kurz aufkochen lassen, Gewürze zugeben und bei milder Hitze ca. 5 Minuten ziehen lassen.

Inzwischen Thai-Basilikum waschen, trockenschütteln, von den groben Stielen befreien und die Blättchen hacken. Limette heiß abwaschen, der Länge nach achteln. Glasnudeln kurz mit kochendem Wasser überbrühen, kalt abschrecken, abtropfen lassen, mit einer Schere mundgerecht schneiden und zusammen mit dem Fleisch zur heißen Suppe geben. Kurz ziehen lassen, anrichten, Kräuter und Limone separat dazu servieren.

Zubereitungszeit: ca. 15 Minuten + 20 Minuten Garzeit

## Matjes-Tatar mit Schnittlauch-Salat: Nervenstark dank Omega-3-Fettsäuren

### Zutaten für 2 Portionen:

▸ *200 g Matjesfilet*

▸ *2 Frühlingszwiebeln, 1 Bund Schnittlauch*

▸ *1 Apfel*

▸ *1 TL Zitronensaft*

▸ *1 TL Senf, Salz, Pfeffer, Zucker*

▸ *75 ml Buttermilch*

▸ *100 g Frischkäse*

▸ *2 Romana-Salat-Herzen*

Matjesfilets abspülen, trocken tupfen und würfeln. Zwiebeln putzen und in feine Ringe schneiden. Schnittlauch waschen, trockenschütteln, putzen und in feine Röllchen schneiden. Apfel schälen, vierteln, entkernen und das Fruchtfleisch grob raspeln, die Apfelraspeln mit Zitronensaft beträufeln. Matjes, Zwiebel, Apfel und ca. 1 EL der Schnittlauchröllchen mit dem Senf mischen und mit Pfeffer würzen (da der Matjes salzig ist, wird kein zusätzliches Salz für den Tartar benötigt). Ca. 10 Minuten ziehen lassen. Inzwischen Buttermilch mit Frischkäse glatt rühren und mit Salz, Pfeffer und etwas Zucker würzen. Restlichen Schnittlauch unterrühren. Salat waschen, trockenschleudern, putzen und in mundgerechte Stücke teilen.

Salat mit Dressing mischen und zusammen mit dem Matjes-Tatar auf Tellern anrichten. Dazu passen Pellkartoffeln.

Zubereitungszeit: 30 Minuten

## Gemüse-Gulasch mit Thunfischsteak: Leicht, pikant, feierabendtauglich

### *Zutaten für 2 Portionen:*

- *3 EL Olivenöl, 1 TL abgeriebene Zitronenschale*
- *1 Knoblauchzehe (falls gewünscht)*
- *2 frische Thunfisch-Steaks à ca. 180 g*
- *1 rote Zwiebel, je 1 mittelgr. Zucchini und Fenchelknolle*
- *75 ml Weißwein*
- *300 g geschälte Tomaten, abgetropft (aus der Dose)*
- *30 g Parmesan am Stück*
- *Salz, Pfeffer, Zucker, Chili-Flocken, Kräuter der Provence*

1 EL Olivenöl mit Zitronenschale verrühren, Knoblauch schälen und hineinpressen. Thunfisch in einer flachen Schale mit der Mischung ziehen lassen. Zwiebel schälen, halbieren und in feine Streifen schneiden. Zucchini und Fenchel waschen und putzen und in mundgerechte Stücke schneiden.

1 EL Olivenöl erhitzen, Zwiebel und Fenchel darin glasig anschwitzen. Zucchini zugeben und weitere 5 Minuten bei starker Hitze mitgaren. Danach mit Wein ablöschen und nach weiteren 5 Minuten die abgetropften Tomaten zugeben. Parmesan mit einem Sparschäler dünn abhobeln. Gemüse mit Salz, Pfeffer, Zucker, Chili und Kräutern abschmecken. Den Thunfisch im restlichen Olivenöl von jeder Seite ca. 2 Minuten anbraten, mit Salz, Pfeffer Chili und Kräutern würzen und in fingerdicke Streifen schneiden. Gemüse anrichten, mit Parmesan bestreuen und mit Fisch servieren.

Zubereitungszeit: ca. 30 Minuten

## Kichererbsen-Küchlein: Vegetarisch de luxe

*Zutaten für 2 Portionen:*

- ▸ *½ Bund Petersilie*
- ▸ *2 Frühlingszwiebeln*
- ▸ *250 g Kichererbsen (küchenfertig, in Lake)*
- ▸ *20 g Kräuter-Frischkäse*
- ▸ *1 Ei*
- ▸ *3 EL Semmelbrösel, 2 EL zarte Haferflocken*
- ▸ *Salz, Pfeffer, Paprika edelsüß, Kreuzkümmel gemahlen, Muskatnuss gemahlen, Chili-Flocken mild*
- ▸ *2 EL Olivenöl*

Petersilie waschen, trockenschütteln, von den groben Stielen befreien und die Blättchen fein hacken. Frühlingszwiebeln putzen, waschen und in dünne Ringe schneiden. Chilischote putzen, halbieren, Kerne und Mittelrippen entfernen und das Fruchtfleisch fein hacken. Kichererbsen abspülen und gut abtropfen lassen.

Kichererbsen mit Frischkäse zu einer möglichst glatten Masse pürieren, Frühlingszwiebeln, Petersilie, Chili, Ei und Semmelbrösel unterheben und mit den Gewürzen abschmecken. Aus der Masse 4 gleich große Küchlein formen und im erhitzten Olivenöl von beiden Seiten goldbraun anbraten.

Zubereitungszeit: ca. 30 Minuten

## Tomaten mit Basilikum-Pesto-Füllung: Vollkornbrot als italienisch-deutscher Koalitionspartner

### *Zutaten für 2 Portionen:*

- *4 mittelgroße reife Tomaten*
- *2 Scheiben Vollkornbrot vom Vortag*
- *1 Bund Basilikum*
- *1 TL Zitronensaft*
- *1 EL Basilikum-Pesto (aus dem Glas)*
- *90 g Ricotta (ersatzweise Frischkäse)*
- *2-3 EL geriebener Parmesan*
- *Salz, Pfeffer, Paprika edelsüß*

Backofen auf 180° C vorheizen. Von den Tomaten einen Deckel abschneiden und das Fruchtfleisch auskratzen. Tomaten umdrehen und gut abtropfen lassen. Brot entweder fein würfeln oder zerkrümeln und in einer trockenen Pfanne ohne Fett anrösten.

Basilikum waschen, trockenschütteln, von den groben Stielen befreien und die Blätter grob hacken. Basilikumblätter zusammen mit Zitronensaft, Pesto und Ricotta pürieren. Parmesan und Brotkrümel unterheben. Die Masse mit Salz, Pfeffer und Paprika würzen, in die ausgehöhlten Tomaten füllen und in einer Auflaufform im vorgeheizten Ofen ca. 15 bis 20 Minuten garen. Nach Wunsch vor dem Servieren noch mit frisch geriebenem Parmesan bestreuen.

Zubereitungszeit: ca. 20 Minuten + 15 Minuten Garzeit

## Spinat-Joghurt-Auflauf: Zeit für Vorfreude

### Zutaten für 4 Portionen:

- *1 EL Olivenöl*
- *250 g Spinat*
- *1 Bund Frühlingszwiebeln*
- *1 Bund Minze (ersatzweise Thymian oder Petersilie)*
- *½ Zitrone*
- *500 g Naturjoghurt*
- *200 g Hartweizengrieß (oder Maisgrieß/Polenta)*
- *Salz, Pfeffer, Chili-Flocken mild, Muskatnuss frisch gemahlen*
- *30 g frisch geriebener Parmesan*

Backofen auf 170° C vorheizen. Eine Auflaufform (24 cm) mit Öl ausstreichen. Spinat waschen, putzen, in einem Sieb kurz mit kochendem Wasser überbrühen, kalt abspülen und abtropfen lassen. Frühlingszwiebeln putzen und in feine Ringe schneiden. Minze waschen, trockenschütteln, von den groben Stielen befreien und die Blättchen fein hacken. Die Schale der Zitrone dünn abraspeln. Joghurt, Grieß, abgetropften Spinat, Zwiebelringe, Minze und Zitronenschale glatt rühren, mit Salz, Pfeffer und Chili würzen. Die Masse in die Form füllen und mit Parmesan bestreuen. Im vorgeheizten Ofen ca. 45 Minuten backen. Vor dem Servieren ca. 15 Minuten auskühlen lassen. Dazu passt sehr gut ein frischer Tomatensalat.

Zubereitungszeit: ca. 20 Minuten + 1 Stunde Gar- & Kühlzeit

## Kardamom-Nuss-Schmarrn: Würzkraft nicht nur für Süßschnäbel

*Zutaten für 2 Portionen:*

‣ *1 Vanilleschote*
‣ *4 Eier*
‣ *1 Prise Salz*
‣ *50 g brauner Rohrzucker*
‣ *175 ml Milch*
‣ *100 g glattes Vollkornmehl*
‣ *100 g gemahlene Walnüsse*
‣ *½ TL Kardamom-Samen*
‣ *1 EL Butterschmalz*

Vanilleschote der Länge nach halbieren und das Mark auskratzen. Eier trennen, Eiweiß mit Salz zu festem Eischnee schlagen, dabei nach und nach den Zucker einrieseln lassen. Eidotter mit Milch, Mehl, Nüssen und Vanillemark zu einer glatten Masse aufschlagen. Kardamom fein mörsern und zugeben. Eischnee vorsichtig unterheben.

Butterschmalz in einer Pfanne erhitzen, die vorbereitete Masse einfüllen. Bei mittlerer Hitze goldbraun backen, dann in große Stücke zerteilen und wenden. Von der anderen Seite ebenfalls anbraten, sodass der Teig durchgehend gestockt ist.

Schön als fruchtige Beilage: alle Arten von Obstkompott.

Zubereitungszeit: ca. 10 Minuten + 15 - 20 Minuten Garzeit

## Entenbrust mit scharfem Kürbissalat: Kulinarisches Herbst-Highlight

### Zutaten für 2 Portionen:

▸ *400 g Hokkaido- oder Muskat-Kürbis*

▸ *1 Apfel, ½ Zitrone*

▸ *½ Bund Schnittlauch*

▸ *1 TL Ahornsirup (ersatzweise Honig)*

▸ *1 TL Senf*

▸ *3 EL Kürbiskernöl,*

▸ *Salz, Pfeffer, Chili-Flocken mild*

▸ *2 Entenbrüste à ca. 200 g*

▸ *2 EL Butterschmalz (zum Anbraten)*

Backofen auf 100°C vorheizen. Kürbis entkernen, Fruchtfleisch ohne Schale fein raspeln. Apfel schälen, vierteln, entkernen, das Fruchtfleisch ebenfalls fein raspeln und mit dem Kürbis mischen. Schnittlauch waschen, trockenschütteln, in feine Ringe schneiden und unterheben. Zitronensaft auspressen, mit Ahornsirup, Senf und Öl glatt rühren und mit den Gewürzen abschmecken. Dressing mit dem Salat mischen und bis zum Servieren ziehen lassen. Inzwischen die Hautseite des Fleisches rautenförmig einschneiden. Das Fleisch mit der Hautseite nach unten im erhitzten Butterschmalz kräftig anbraten, wenden und von allen Seiten gut anbraten. Das Fleisch in Alufolie verpacken und im vorgeheizten Ofen ca. 20 - 30 Minuten (je nach gewünschten Gargrad) garen. Mit dem Salat anrichten.

Zubereitungszeit: ca. 30 Minuten + 30 Minuten Garzeit

## Spaghetti mit Tomaten-Walnusssoße: Bissfest und fruchtig

### Zutaten für 2 Portionen:

▸ *150 g geschälte Tomaten, abgetropft (aus der Dose)*

▸ *150 g Bouillon-Gemüse (eventuell tiefgekühlt)*

▸ *1 Bund Petersilie*

▸ *100 g Walnusskerne*

▸ *50 g gemahlene Walnüsse*

▸ *1 EL Olivenöl*

▸ *1 TL Weinessig*

▸ *75 ml Weißwein*

▸ *Salz, Pfeffer, gemahlener Kreuzkümmel*

▸ *30 g frisch geriebener Parmesan*

Tomaten abtropfen lassen. Karotte waschen, putzen und raspeln. Zwiebel schälen, Sellerie waschen und putzen und beides möglichst fein hacken. Petersilie waschen, trockenschütteln, von den groben Stielen befreien, Blätter fein hacken. Nüsse grob hacken. Öl in einem großen Topf erhitzen, Zwiebel, Karotte und Sellerie darin anschwitzen. Mit Essig und Wein ablöschen, Tomaten zugeben, mit Salz, Pfeffer und Kreuzkümmel würzen und alles ca. 15 Minuten garen. Danach Petersilie zufügen. Spaghetti in reichlich Salzwasser bissfest kochen, abgießen und noch heiß mit der Soße mischen. Mit Parmesan und Nüssen bestreut servieren.

Zubereitungszeit: ca. 20 Minuten + 25 Minuten Garzeit

## Tagliatelle mit Feta-Kräuter-Soße: Heiß geliebte kalte Soße

### Zutaten für 2 Portionen:

▸ *100 g reife Kirsch- oder Strauchtomaten*

▸ *5-6 getrocknete Tomaten in Öl*

▸ *6-8 schwarze Oliven ohne Stein*

▸ *1-2 Knoblauchzehen (falls gewünscht)*

▸ *150 g Feta-Käse*

▸ *1 Bund Rucola, 1 Bund Basilikum*

▸ *½ Bund glatte Petersilie*

▸ *2 EL Olivenöl*

▸ *Salz, Pfeffer*

▸ *50 g frisch geriebener Parmesan*

▸ *200 g Tagliatelle*

Tomaten halbieren, entkernen und das Fruchtfleisch mundgerecht schneiden. Getrocknete Tomaten abtropfen lassen und zusammen mit den Oliven fein würfeln. Knoblauch abziehen und fein hacken. Alles mischen. Feta würfeln, zugeben und mischen. Rucola, Basilikum und Petersilie waschen, trockenschütteln, von den groben Stielen befreien, Blätter fein hacken und zusammen mit dem Olivenöl unterrühren. Mit Salz und Pfeffer abschmecken und Parmesan unterheben.

Tagliatelle in reichlich Salzwasser bissfest kochen, abgießen und noch heiß mit der Soße mischen.

Zubereitungszeit: ca. 35 Minuten

# Abschließend: Fragen über Fragen

Nachdem nun symbolisch ein Smartfood-Tag zu Ende gegangen ist, ist es an der Zeit, ein Resümée zu ziehen. Wer sich dauerhaft leistungsfähiger fühlen möchte, kann das durchaus mithilfe von Lebensmitteln tun. Wie schon Hippokrates feststellte, sollten unsere Nahrungsmittel unsere Heilmittel sein und unsere Heilmittel unsere Nahrungsmittel. Allerdings ist dabei unbedingt eine langfristige Ernährungsumstellung anzustreben. Diese wird mit relativ leichten Mitteln möglich, denn es gibt wenig strikte Verbote und statt dessen eine Vielzahl von Variationsmöglichkeiten. Die Gelegenheiten und Produkte, um uns bewusst zu ernähren, sind vielfältig – die Verantwortung dafür, dass wir es auch wirklich tun, tragen wir allerdings selbst.

Der erste Schritt zu schlauer Ernährung ist es, bewusst zu konsumieren. Stellen Sie dazu Ihre Nahrungsaufnahme öfter mal kritisch in Frage:

▸ Will ich mich gesund oder bequem ernähren?

▸ Habe ich wirklich Hunger oder will ich nur den Frust bekämpfen?

▸ Bin ich vielleicht schon satt und esse nur noch aus Geselligkeit, Unachtsamkeit oder Langeweile weiter?

▸ Welche Inhaltsstoffe hat dieses Nahrungsmittel, welche davon tun mir gut und was schadet mir?

▸ Trinke ich genug?

▸ Habe ich diesen Bissen schon oft genug gekaut?

Und so weiter, und so weiter …

Wer bis hierher gelesen und das Interesse noch nicht verloren hat, kann sicher noch einige Fragen anfügen. Und
wer bereits beschlossen hat, sich zukünftig schlauer zu
ernähren, wird sich vermutlich bereits auch schon die eine
oder andere Frage im Alltag gestellt haben. Die Antworten
kann sich ohnehin nur jeder selbst geben und entsprechend handeln. Basis dafür ist die alles entscheidende
erste Frage: Ist man selbst dazu bereit, sich bewusster –
und damit in den meisten Fällen auch besser verträglich –
zu ernähren, auch wenn das mit etwas mehr Aufwand
verbunden ist?

Der **bewusste Genuss** der Nahrungsmittel ist der zentrale
Punkt, den wir uns vor Augen führen sollten, um unsere
hektischen Lebensgewohnheiten wieder mehr an die
Bedürfnisse unseres Körpers und Geistes anzupassen. Die
Umstellung auf gesündere Alternativen (zum Beispiel von
Weißmehl- auf Vollkornprodukte oder von Vollmilch- auf
Bitterschokolade) ist nur noch die logische Folge davon und
wird – weil die Entscheidung von uns selbst aktiv getroffen
wurde – auch nicht als negativ empfunden.

Genuss und Vernunft schließen sich nicht aus – kombiniert
man beides ganz bewusst, hat die Ernährungsumstellung
nicht nur den gewünschten Effekt in puncto Leistungssteigerung, sondern lässt sich auch dank mehr Spaß am
Essen leichter in den Alltag integrieren. Denn eine Ernährung nur um der Nahrungsaufnahme willen – ohne
Freude und Geschmack – ist auf Dauer nicht durchzuhalten.

Bewusst essen à la Smartfood fällt leicht, wenn man sich
entscheidet, die folgende Punkte mehr zu beachten:

| Checkliste: Bewusster essen mit Smartfood | |
|---|---|
| Achten Sie mehr auf die in der Nahrung enthaltenen Nährstoffe. | ✓ |
| Setzen Sie auf eine bunte Vielfalt beim Essen statt Einerlei & Einheitsbrei. | |
| Wählen Sie Vollkornkraft statt leerer Kohlenhydrate. | |
| Bauen Sie auf ungesättigte Fettsäuren statt Transfette. | |
| Konsumieren Sie wenig(er) Fertigprodukte. | |
| Steigen Sie von Vollmilch- auf Zartbitterschokolade um. | |
| Setzen Sie auf Nüsse und Trockenobst statt auf Chips und Schokoriegel. | |
| Trinken Sie ausreichend. | |
| Genießen Sie alkoholische Getränke statt sie zu konsumieren. | |
| Vergessen Sie das Kauen nicht. | |
| Nehmen Sie sich Zeit zum Genießen, auch wenn es hektisch ist. | |
| Planen Sie Bewegung als Ausgleich ein. | |
| Lassen Sie Ihrem Körper zwischen den Mahlzeiten ausreichend Zeit zum Verdauen. | |

Sie werden sehen: Nach einer Übergangsphase kann man sich an diese Regeln gewöhnen und sie in den Alltag einbauen, zumal man mit mehr Leistungsfähigkeit und weniger Energielöchern belohnt wird. Viel Erfolg!

# Die Autorin

Maria Pareth ist Köchin aus Leidenschaft. Sie hat bereits mehr als ein halbes Dutzend Kochbücher veröffentlicht. Trotz unterschiedlichster Schwerpunkte haben ihre Bücher das gemeinsame Ziel, Hobbyköche mit kreativen Rezeptideen öfter hinter den Herd zu locken. Frei nach dem Motto: Kochen soll Spaß machen und Essen muss schmecken! Die logisch aufgebauten und gut erklärten Arbeitsschritte ihrer Gerichte sind auch für Laien leicht verständlich und einfach umzusetzen.

Mehr über die Autorin und ihre Veröffentlichungen erfahren Sie unter www.pareth.de.

Impressum:

Verlag C. H. Beck im Internet: www.beck.de

ISBN: 978-3-406-608452

© 2010 Verlag C. H. Beck oHG

Wilhelmstraße 9, 80801 München

Lektorat und DTP: Claudia Wanzke, Dießen

Umschlaggestaltung: Bureau Parapluie, 85253 Großberghofen

Umschlagbild: iStockphoto © Valentyn Volkov

Druck und Bindung: Druckhaus „Thomas Müntzer" GmbH, 99947 Bad Langensalza

Gedruckt auf säurefreiem, alterungsbeständigem Papier (hergestellt aus chlorfrei gebleichtem Zellstoff)